国家自然基金项目（81774146）
北京市科技新星计划（Z1511000003150125）
北京中医药传承"双百工程"项目

中医师
海外行医
日记

唐旭东　李　萍　审

李　博　著

白文山　程相稳
　　　　　　　　整理
王　宏　陈朝霞

柳诗意　英文审校

人民卫生出版社

图书在版编目（CIP）数据

中医师海外行医日记/李博著. -- 北京：人民卫
生出版社，2017
　ISBN 978-7-117-25391-8

Ⅰ.①中…　Ⅱ.①李…　Ⅲ.①中医学－普及读物
Ⅳ.①R2-49

中国版本图书馆 CIP 数据核字（2017）第 260615 号

中医师海外行医日记

著　　者：李　博
出版发行：人民卫生出版社（中继线 010-59780011）
地　　址：北京市朝阳区潘家园南里 19 号
邮　　编：100021
E - mail：pmph @ pmph.com
购书热线：010-59787592　010-59787584　010-65264830
印　　刷：北京九州迅驰传媒文化有限公司
经　　销：新华书店
开　　本：850×1168　1/32　　印张：11
字　　数：192 千字
版　　次：2017 年 11 月第 1 版　2022 年 3 月第 1 版第 3 次印刷
标准书号：ISBN 978-7-117-25391-8/R·25392
定　　价：48.00 元

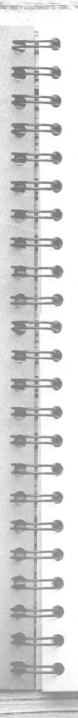

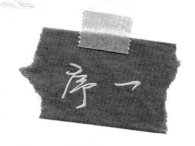

序一

非洲的中国医生

2007 年，我被派驻到坦桑尼亚担任中国驻坦桑尼亚大使，自此 4 年多的时间里，不断承前启后，推动中坦之间政治、经济、文化交流与发展。维护中医文化在坦桑尼亚的传播，促进中医技术为中坦友谊服务是我在任时多项职责中的一项。

中医是人类文明的瑰宝，产生于中国，服务于世界，多年来以独特的魅力行走于五大洲。在每个我驻任的国家，都能看到并感受到中医的存在。中国的技术和医学传播到印度洋的时间，可以从在坦桑尼亚海边发现的中国瓷器中推测一二。

中国与坦桑尼亚关系历来友好。中国在坦、桑联合之前，分别于 1961 年 12 月 9 日与坦噶尼喀建交，1963 年 12 月 11 日与桑给巴尔建交。坦、桑联合后，我国自然延续与坦、桑的外交关系，将 1964

年 4 月 26 日坦、桑联合日定为与坦桑尼亚建交日。建交以来，中坦关系长期健康稳定发展。中医作为我国民间外交的一部分，在中坦关系中发挥了重要的作用。早在 1968 年 3 月，中国就向坦桑尼亚派出了医疗队，48 年来一期一期从未间断，每期必有中医大夫。各期中医大夫们以其神奇的针灸、推拿及中草药技术为坦桑尼亚人民所接受、熟知。

20 世纪 80 年代中期，艾滋病作为一种新的病原体被正式发现，非洲多国，包括坦桑尼亚遭其肆虐，全球无有效药物治疗。自 1987 年起，由我国财政部专项拨款，由中国中医研究院（现中国中医科学院）与坦桑尼亚莫西比利国立医院联合成立艾滋病防治项目小组，中方派出中医药专家，负责在莫西比利医院开展艾滋病中医门诊治疗与科研工作。

近 30 年来的合作中，艾滋病防治小组一百多名中医药专家相继远离祖国，克服多重困难，把心血与汗水洒落在坦桑尼亚，为当地艾滋病及其他疾病患者研配中医药配方，延缓病魔发展，减轻病痛侵袭，为当地老百姓的健康做出了卓越的贡献。他们为巩固中非友谊架设了交流的窗口和桥梁，被誉为"人体医疗建设的坦赞铁路"，成为中国与坦桑尼亚友好关系中一张特殊的名片。

李博和白文山医生作为中医药专家被派往坦桑尼亚莫西比利医院工作时，正是我在坦桑尼亚的任期内。出于对中国专家的关心，对中坦关系的责任心，我曾经在多种场合与两位医生有过接触，了解他们的工作，关心他们的生活，关注他们的成果。他们对当地各类疾病诊治的认真，对中医缓解艾滋病症状、提高患者免疫力研究的严格，对 2000 多例患者诊治效果的记录，给我留下了深刻的印象。坦桑尼亚时任总统基奎特视察医院时，我曾陪同总统专门看望了中坦传统医学中心的专家们。基奎特总统与专家们亲切握手，对中医药专家在非洲的工作给予了很高的赞誉。

今日有幸阅读李博医生的大作，再次看到他在非行医的历程和对非洲情怀，也再次感觉到了中医治疗的魅力。我非常高兴看到本书的付梓，希望这份情怀不断地传递下去，中国、非洲和世界人民都能得到中医的福祉。

中华人民共和国驻坦桑尼亚前大使

刘昕生

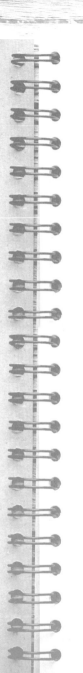

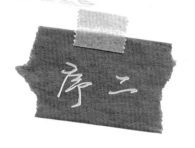

呵护跋涉的生命

如果一个人有过在非洲的生活经历，游历过空旷无际的疏树草原，近观过那些成群游荡不羁的原始生命，对野生动物的季节性大迁徙印象会极为深刻，让人感受更为强烈的，是这些野生动物在迁徙过程中所遇到的艰难险阻。即使没有去过非洲，但如果看过非洲动物大迁徙或者非洲草原动物捕猎的电视节目，稍加思索，一个人也不难发现生命跋涉之艰难不易。

和万物生灵一样，无论是作为整体的人类还是作为个体的个人，即使已经进化到高级程度，都免不了在生命的旅程中不间断地去跋涉，随时要面临各种各样的威胁、危险与挑战。

在野生动物世界里，最先被捕杀倒下的，总是那些老迈幼小羸弱者，他们跑不过那些食肉的强者，躲不过飞来的横祸，抵抗不住来自各种伤病与疾患的侵袭，因而被无情地淘汰了。这就是动物世界中生存的自然法则。

在人类社会中，幸好自古以来就有那么一群人，无论是在战争年代还是在和平时期，无论是作为整体的医疗医药界还是作为个体的医护人员，坚持用自己的心血和付出，在某种程度上去打破动物世界的法则，努力减轻人类生命跋涉中的艰难和风险。

我和李博相识于非洲，他在援非中医专家组当专家，我在中国驻坦桑尼亚使馆任军事秘书。在那两年里，我没有去找他看过病，我本身又没有中医学术能力可将资依凭，因而对他的医术水平不敢妄加评论。但在与他的交往过程中，知道他是一位有着执着坚定、灿烂透明的内心，而同时又对外部环境保持着开放随和心态的中医医师。他在诊疗过程中不断注意学习和积累，极其耐心认真地对待每一次出诊，很快就赢得了"中国好医生"的名声。他心甘情愿用自己的努力，减轻消除他人的病患痛苦，陪伴他们走向更远更长的生命旅途。

那时在达累斯萨达姆，李博有不少黑人"粉丝"，还有一些华人华侨"粉丝"，上至政府高官，下至农工小贩。我知道，其中一些好朋友关系一直保持到今天。记得有一次我们去达市的 tingatinga（一种非洲艺术画的形式）画市场，一位黑人青年挤到我们的身边，挽起裤腿就指着腿部的伤疤让李博看，没有丝毫的客气，却显得很是虔诚，李博马上停下来与他交谈。事后李博告诉我，那是一位艾滋病患者。

中医蕴含发轫于中华传统文化，自身又成为优秀传统文化的重要组成部分，故而中医对"德"有着很高的标准和要求，正所谓"天地之大德曰生"，中医的医术水平与医德高低有着极强的正相关性。也就是说，一个内心没有"仁"与"爱"的人，即使选择了学习中医并以中医为职业，也很难有什么真作为。中医医药和医术在不同的医师心中流出，很可能流出的是不同的结果，有可能是济世救命的良方，有可能是平淡庸常的苦水，甚至是害命致伤的毒药。因此在中医这个行当，"德""仁""正""诚"等，绝对不是夸夸其谈可有可无的空话，而确实是凝结在药方之中的医师良心，是能够救人性命治病疗伤的正能量。难能可贵的是，李博虽然年轻，却以苍生为念，具一颗古道热肠之心，不论病者地位高低，贫富贵贱，肤色黑白，都平等待之，时刻不忘助人救人是医者之根本。

然而大师巨匠，不仅仅要有济世救命之情怀，还必须如匠人般追求医术之精微，让情怀有落地的土壤。李博在坦桑尼亚行医两载，能够留下这样的宝贵经验，实在出乎我的意料之外，着实令人钦佩，也引发了我的感想。现在这本书公开出版，不仅仅是留下了他个人行医的记录，而且是中国传统文化在新时代弘扬光大的见证，更说明中医药这座资源宝库，一定能够适用于更为广阔的人群，造福于世界各国人民，为人类的生命跋涉提供更好的呵护！

作为李博的好友，我衷心祝愿他在这条呵护生命的道路上走出更为广阔的天地！

原中国驻坦桑尼亚使馆军事秘书

中央军委联合参谋部办公厅

傅岩松 大校

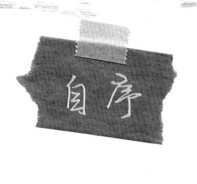

自序

写下这本书有三个缘由：

第一，我是见证者，这本书是回忆。

45 年前，中国医疗队的足迹第一次踏上了非洲的坦桑尼亚，由此，中国医疗队、中医和非洲有了不解之缘。1987 年，坦桑尼亚与中国政府达成意向，希望中方派出中医药专家赴坦应用中药治疗艾滋病，此刻是整整 30 年。

2008 年刚刚踏上非洲大陆，就听到一个新闻：中国援非医疗队获影响世界华人大奖，这 50 年来，已向非洲派出 1.6 万人次的医疗队员，使 2.6 亿非洲人民得到无偿医疗援助的中国援非医疗队，近日获得由凤凰卫视等海内外十余家知名华语媒体机构推选的"2008 影响世界华人大奖"。

2015 年感动中国组委会给予中国援非医疗队

的颁奖词这样说到：医者仁心，为了患者的需要，抗击埃博拉病毒中国援非医疗队同样冒着被感染的危险，飞过半个地球，奉献了自己的医术和爱心。在最危难的时刻，中国医生和非洲人民站在一起，患难与共，风雨同舟。这是中非友谊的真情体现。在埃博拉疫情中，世界看到了中国医生的使命，也看到了中国作为负责任大国的担当。

这些荣誉都是中国援非医疗队集体共同努力的结晶，作为其中的一份子，2008—2010年，受命于国家的派遣，我也踏上了这方热土。诚惶诚恐，用文字留下自己的足迹。

第二，我是参与者，这本书是记录。

在非洲的500多个日夜，每天写下病历的记录以及生活的感悟，交错在中国和非洲之间，对比着不同的文化，碰撞着内心的思考。不同的不仅仅是肤色，也有生活的细节和面对疾病的态度。我参与了在非洲医疗活动的每一天，如实记录在我的书中，让我们可以感受到非洲的真实的一面。

第三，我是传承者，这本书是教材。

无论中西医，个案教学和传承都是最重要的学习过程，本书真实再现了非洲诊疗的过程，病历都有非洲特色，同时也有中国元素。现在，我担任中华中医药学会"春播"和"五行"以及"精耕华韵"工程的专家组成员，在国内的基层进行诊疗和医疗技术的传播，就像是从国外到国内的回归一样，非洲坦桑尼亚就像中国的基层医疗，而我在非洲诊疗的经验和面对疾病的治疗，完全可以借鉴。

读本书，可以看到实实在在的临床诊疗方法，从真实的非洲走到国内，穿越万里时空，不变的是，我们对健康的追求和积极向上的内心。

谨以此书献给中国医生来到非洲 50 年，中坦传统医学中心建立 30 年，献给我们共同在非洲奋斗的所有医生，以及"春播""五行""精耕华韵"工程在国内的基层医生们。

为天地立心，为生民立命，为往圣继绝学，为万世开太平。我们一直在路上。

李博（甫寸）

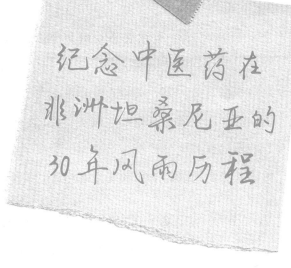

（媒体报道的背景资料）

1. 合作背景

艾滋病是 20 世纪 80 年代新发现的一种死亡率极高的传染病，被称之为"超级癌症"。1981 年地球上出现第一批艾滋病患者之后，艾滋病迅速传遍五大洲，世界上几乎所有的国家和地区都不同程度受到艾滋病的侵害。据世界卫生组织估计，全球艾滋病感染者已达 1400 万人之多，患者 250 万人，而且数字还在不断上升。

中国于 1985 年发现第一例艾滋病患者。艾滋病既是医学问题，同时又是一个复杂的社会问题，对该病的有效控制，关键在于预防工作；对艾滋病的治疗尚缺乏确切有效的、物美价廉的、令患者满意的药物或其他治疗措施。于是，全世界各民族的传统医药受到医药学家和艾滋病患者的关注。

中国医药学家早在 1983 年即开始应用传统中医药进行防治艾滋病的可行性研究。1986 年 5 月 7 日，中国中医研究院西苑医院著名的中西医结合专家陈可冀教授应邀在美国讲学，被美国东方医学院余娟医师邀请首次对一名艾滋病患者进行会诊并予以中药治疗。陈可冀教授对患者进行全面的四诊后，诊断为"温毒证"，决定分三个阶段进行治疗。第一阶段以清热凉血、祛湿解毒为主，方用"甘露消毒丹"，连续服用中药 4 个月；第二阶段用"生脉饮"以益阴扶正；第三阶段以补益为主，方用"归脾汤"气血双补。经过三个阶段共 7 个多月的治疗后，该患者基本改善了心悸、失眠、抵抗力下降的症状。于是这位白人患者逢人便说："我是病友中的幸存者，中医中药救了我的命。"中医中药所特有的整体观念以及辨证论治思想充分显示了其在治疗艾滋病这种全身获得性免疫性疾病中的优势。

中坦两国于1964年4月26日建交，建交后两国政府关系融洽，中国政府曾多次派遣医疗队赴该国执行医疗任务，因此，两国人民的友谊逐渐加深。1987年坦桑尼亚艾滋病患者数目呈急剧增长趋势，有鉴于此，坦桑尼亚与中国政府达成意向，希望中方派出中医药专家赴坦应用中药治疗艾滋病，以解决当地缺医少药的问题。国家中医药管理局和坦桑尼亚卫生部签署了协议，由中国中医研究院（现中国中医科学院）与坦桑尼亚莫西比利国立医院合作开展中医药治疗艾滋病项目。这个项目成为北京地区第一个中医中药的国际性合作项目，同时也是中国第一次有组织有计划地进行中医药治疗艾滋病的研究。其合作项目成立宗旨是利用中国中医药的丰富经验和优势，寻找有效的治疗艾滋病的方药，解决坦桑尼亚和发展中国家艾滋病的治疗问题，为全球性防治艾滋病工作做出贡献。以中坦专家联合成立艾滋病项目小组的形式，中方任组长，坦方任副组长，负责在坦开展艾滋病的治疗和科研工作，用中医药治疗坦桑尼亚艾滋病患者的形式，寻找治疗艾滋病的有效中医方药，每3年为一期。坦方提供专科门诊、确诊的艾滋病患者及住房等，中方提供专家及诊疗技术、中药及观察用免疫试剂。

中国中医科学院（原中国中医研究院）与坦桑尼亚国家医院签署开办艾滋病门诊部备忘录。

——引自：刘鸿泽：《第三次高潮》，北京，1997

2. 中坦合作治疗艾滋病过程

1987 年，两国政府就治疗艾滋病合作项目达成协议后，双方对此项目投入了很大的人力物力。国家中医药管理局责成中国中医研究院（现中国中医科学院）派出最好中医专家组赴坦桑尼亚。北京1991 年将中医药治疗艾滋病项目列为国家"八五"攻关重点课题，在研究经费上给予了较大支持，同时形成了合理协作组，赴坦中医专家积极收治艾滋病患者，并尽可能地收集完整的大数量艾滋病病例，将早期艾滋病患者、中期艾滋病患者以及晚期艾滋病患者详细的临床症状、实验室检查指标等客观数据反馈回国内，再由国内知名临床专家与赴坦专家集体讨论，最后确定治疗复方，试治于坦桑尼亚艾滋病患者。如从 1991 年 1 月至 1995 年 12 月，共收治艾滋病患者 549 例，其中检查资料完整者 437 例。1989 年 4 月至 1991 年 4 月，治疗所用中医处方为 801、802、803、806、809、810、901、生脉饮、六君子汤 9 个方剂，治疗艾滋病病毒感染者 158 例。结果显示显效 3 例，有效 36 例，部分有效 24 例，无效 95 例，总有效率为 39.87%。1992 年 2 月至 1993 年 10 月，治疗处方为中研 1 号、中研 2 号、中研 3 号、809、802 等 5 个方剂，试治于 187 例艾滋病病毒感染者。结果显示显效 7 例，有效 12 例，部分有效 72 例，无效 96 例，总有效率为 48.66%。1993 年 9 月至 1995 年 2 月，应用中研 1 号、中研 2 号和中研 3 号治疗 195 例艾滋病病毒感染者。结果显示显效 10 例，有效 48 例，部分有效 44 例，无效 39 例，总有效率为 52.31%。

中国艾滋病专家在坦桑尼亚中坦联合中医药治疗艾滋病基地诊治患者。

——出自：《中国中医药》，北京

应用中药治疗艾滋病是一个逐渐探索和不断总结经验的过程。在这个过程中，坦方与中方中医专家通力合作，同时，坦桑尼亚上至卫生部长、卫生官员、莫西比利医疗中心院长、传统医学研究所所长，下至一般医学教授、医务人员以及医院各类管理人员，无不对中方专家给予工作和生活上的关心和支持。由于中方治疗艾滋病所取得的成效，使他们对中国传统医学治疗该病产生了信任，主动介绍艾滋病病毒感染者接受中药治疗。此外，经常有一些坦桑尼亚周边国家如乌干达、肯尼亚、赞比亚等国家的医务人员、卫生官员、患者或就艾滋病进行探讨或接受治疗，有的希望中国医生能到他们国家进行医疗活动。艾滋病门诊不仅是中坦两国人民友谊的桥梁，也是中国传统医学对外交流的一个窗口。坦桑尼亚卫生部长接见了在坦工作的我国中医治疗艾滋病专家。

——引自:《中国中医药史通鉴》，北京

3. 取得的成就

从 1987 年合作开始至 2016 年,总共派出 8 批 70 多位中医专家赴坦桑尼亚。建立了中坦协作组临床研究点,制订了研究计划和临床疗效标准,总结了大宗临床病例,并发现 8 例血清抗体阴转;开发出克艾可、中研 1 号、中研 2 号和艾通冲剂。中国中医专家组是非洲唯一的中国正规中医专业队伍。由于治疗艾滋病的需要,许多当地人向中国医生学会了煎汤药,嚼大药丸,冲服颗粒剂等。艾滋病患儿常对中国医生说"DAWATAMU",其斯瓦西里语的意思是"中国药好"。当地人都知道中医专家组的医生是具备中国国家级水平的医生,所以经常上门询医问药,包括坦桑尼亚卫生部部长也请中医专家组帮助他们管理、规范在坦的私人中医药诊所和当地传统医药,推动了中医药在坦桑尼亚及非洲的传播。

第一批赴坦中医专家吕维柏教授对中药治疗艾滋病倾注了极大的热情,在大量病例分析之后,坚信中医中药治疗艾滋病的广阔前景。他参加了 1989 年 2 月世界卫生组织召开的传统医学与艾滋病国际研讨会,在大会上交流了用草药治疗研究艾滋病的情况(如紫花地丁、金银花、甘草甜素、栗树胺等的体外筛选与临床应用情况）。之后吕维柏教授分别参加了 1989 年、1990 年、1992 年、1993 年、1994 年、1996 年、1998 年召开的第四届、第六届、第八届、第九届、第十届、第十一届、第十二届艾滋病国际交流大会，并在大会上就中医中药治疗艾滋病与多国专家进行广泛的交流，使国际提高了对中国传统医学在艾滋病防治优势的认可，推动了中医药在各国的传播。此外，多次接受国外电台、报社等新闻媒体采访，如曾在国内接待过澳大利亚、意大利、德国、英国、西班牙电视台录像采访；英国路透社、美国之音记者两次进行过采访报道。通过新闻媒体扩大和加深了世界各国对中医中药治疗艾滋病的了解。与此同时，吕维柏教授多次通过中国中医研究院（现中国中医科学院）国际针灸培训中心这个对外交流的窗口，进行中医治疗艾滋病研究进展的专题讲座，有效地宣传了中医中药在治疗和预防艾滋病上的优势。

吕维柏教授在多年从事艾滋病研究过程中，积累了丰富的资料和宝贵的临床实验数据与病例。近年来，出版了《中医治疗艾滋病研究论文汇编》《艾滋病中西医防治学》《中医药治疗艾滋病（法文版）》《艾滋病人的希望》《艾滋病临床病例图谱》等专著并且发表了数十篇专业论文，在国际上颇有影响。

1995 年 12 月，由中国中医研究院（现中国中医科学院）和环球艾滋病基金会联合召开的北京艾滋病国际学术研讨会上，法国艾滋病权威蒙泰尼埃参加了会议并做了学术报告。这是中国在国内首次举办的艾滋病国际学术研讨会，它开创了传统医药治疗艾滋病的先河，扩大了传统医学在非洲的影响。

2006 年 7 月 18 日，中国中医科学院与坦桑尼亚莫西比利医院合作备忘录签署仪式在京举行。时任国家中医药管理局副局长李大宁，中国中医科学院院长曹洪欣，坦桑尼亚卫生与社会福利部常务秘书（副部长）希尔达·奥西·公德雅，坦桑尼亚驻华公使奥古斯汀·恩戈亚尼，坦桑尼亚卫生部医政司司长安东尼·贝兰根，坦桑尼亚国立卫生院助理院长罗西娜·利皮奥加等出席了签字仪式。

曹洪欣和希尔达分别代表本国在《关于继续开展运用中医药治疗艾滋病第七阶段合作备忘录》上签字。该合作项目是从 1987 年开始进行的，以 3 年为一个阶段，第七阶段中方将派遣专家携带相应药品赴坦桑尼亚，与坦方人员共同进行艾滋病的防治及研究。第七阶段的合作期限自 2006 年 7 月 18 日至 2009 年 7 月 18 日止，为期 3 年。这一阶段合作除前述内容外，双方还商定在坦桑尼亚建立中坦传统医学中心，提供对艾滋病以及其他疾病的医疗服务。这一个阶段就是我前往非洲的时期。

——部分内容引自：《中国医药报》北京

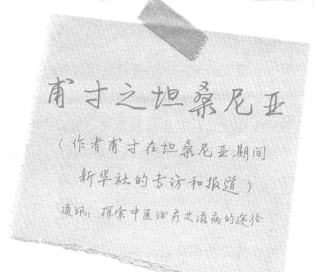

甫寸之坦桑尼亚

（作者甫寸在坦桑尼亚期间
新华社的专访和报道）

通讯：探索中医治疗艾滋病的途径

新华网　达累斯萨拉姆7月18日专电（记者郭春菊）

在位于坦桑尼亚首都达累斯萨拉姆东北城区的"莫西比利"国立医院，有一个医疗专家小组，他们运用中医疗法探索诊治艾滋病的途径，并提供其他医疗服务，成为坦桑医疗界和普通百姓了解中医药的窗口。

据该院中医组组长白文山介绍，随着2004年底坦桑政府对艾滋病患者开始免费提供西方国家援助的艾滋病抗病毒药物，目前中医治疗组的患者以人类免疫缺陷病毒（Human Immunodeficiency Virus，HIV）感染人群为主，还有部分难以耐受抗病毒药物不良反应的患者。

白文山说，中医药对延缓患者由 HIV 感染进入艾滋病期，改善抗病毒药物的毒副反应，提高患者生存质量具有积极的意义，受到广大患者的欢迎。但目前中医组也面临着加强技术力量和增加投入的问题。

"莫西比利"国立医院副院长罗希娜·利皮尤加在接受新华社记者专访时说，1987 年，运用中医疗法诊治艾滋病项目在坦桑尼亚开始实行，当时还没有治疗艾滋病的其他药物。西方国家援助的艾滋病抗病毒药物引入后，一部分艾滋病患者开始接受西药治疗，但仍有一些患者继续接受中医治疗，并取得一定成效。

利皮尤加表示，当前应加强在坦桑尼亚宣传和推广中医，让更多患者和医生了解中医。此外，中国医生还可以与当地医生合作，开发坦桑尼亚本地草药的应用。

据了解，截至目前，共有 54 名中国医学专家在"莫西比利"国立医院工作过，收治过 1054 例艾滋病患者或 HIV 感染者，其中 75% 的人健康状况得到改善。

此外，由于在坦桑尼亚哮喘和皮肤过敏等疾病对中医药有很大需求，根据中坦双方于 2006 年 7 月签署的合作备忘录，双方将联合在坦桑尼亚建立中坦传统医学中心，增设非HIV 疾病收费门诊。

在中医组的诊室里，记者看到一名小女孩和她的妈妈来看病。女孩的妈妈罗斯是公务员，她告诉记者，她是这里的常客，已经来过多次了。她对中国医生印象很好，觉得中医疗效不错，价格合理。除了女儿和她本人在这里接受治疗外，她还介绍朋友来这里看病。

中医组有经验丰富的医学专家，也有朝气蓬勃的年轻医生，他们都有着极高的工作热情。随着中坦双方在医疗领域的合作不断加强，越来越多的医疗合作项目得到落实，人们有理由相信，中医治疗艾滋病的科研项目将进一步得到加强，中医之花也将在坦桑尼亚开放得更加绚丽多彩。

（新华网网址：http://news.xinhuanet.com/health/
2009-07-19/content_11732869.htm）

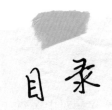

目录

甫寸之坦桑尼亚
——中坦传统医学中心门诊

一、坦桑尼亚莫西比利国立医院概况

这是莫西比利医院（Muhimbili National Hospital）的官方网站：http://www.mnh.or.tz/

坦桑尼亚莫西比利国立医院的起源可以回溯到1910—1920年，那时候，大家都知道有一个斯瓦希里医院，后来在1956年它的名字被改成了Margareth公主医院，1961年坦桑尼亚独立，医院的名字变成了莫西比利，再到1976年的时候还被称作莫西比利医学中心。

2000年，国会通过决议，2004年11月实现莫西比利医学中心分离成莫西比利国立医院（莫医）和莫西比利大学卫生学院，现在的莫西比利卫生保健医科大学。

医学中心和大学的作用在于让医院在 2015 年成为非洲一座质量可靠、卓越的医疗卫生保健综合性医院。提供有助于临床教学的硬件和软件，让医生和医疗保健辅助人员得到锻炼和提高。目的是让莫医成为非洲的科研强院，吸引人才，在有限的财力情况下，通过人事制度的关注，而促进医疗卫生保健工作的改革。

莫医是国立中心医院和大学的教学医院。拥有 1500 张床位，每周可以接诊 1000～1200 人次的门诊患者，可以容纳 1000～1200 人入院治疗。

莫医拥有 2700 名在职职工，其中包括 300 名临床及专科医生，900 名注册登记的护士和支持手术的雇员。它一共分为 7 个主要部门董事会：临床服务中心、护理部及质控中心、临床支持服务（应该是后勤）、人力资源部、财务规划部、技术服务、信息通讯中心，再细分为 25 个部分和 106 个单元。

——来自医院官方网站，翻译：李博

二、从驻地到莫西比利医院的路

Dar er Salaam 的街道与北京大相径庭，更像是一种乡间小路，并不是四四方方，一览无余，而是蜿蜒曲折通向神秘的远方。车辆靠左行驶，岔路口转弯时，转弯车辆绝对让行直行车辆。达市没有一条笔直的道路，总是拐来拐去，忽然出现世外桃源。路边郁郁葱葱，不时就会行驶到海边，倏忽就回到了灌木旁，再一眨眼，就是晃过了几棵椰子树。

从驻地出发右转，门口是 Chole Road，沿着这条路一直走，当看到海边的时候就是我们第一次要右转弯的丁字路口。

从海边飞驰而过，我最喜欢穿越这片椰子林，高高的椰子树在风中摇曳，似乎每天在为我守候希望。而远处的海也在诉说着这条路发生的故事。而在海边行走，似乎可以让心沉浸海水，平静中，感受蓝色的幻想，让海浪与你作伴。

穿越滨海公路，就进入了这条小路，蜿蜒曲折。

而路的尽头我们就上了达累斯萨拉姆的三条主干线之一的 Bagamoyo Road。

这座桥是重要的定位标志，称之为日本桥。

过了日本桥右转，我们就从 Bagamoyo Road 拐到了 UN Road（因为这条路上有很多联合国的派驻机构）。

再直行一段时间右转，就会进入莫西比利医院的区域。

医院的大门实在不怎么起眼就这么一个普通的门，就开进了坦桑尼亚最大的国立莫西比利医院。

一进门看到的这座楼就是美国援建的实验楼。

到了这里我就要下车了，我上班就在这栋楼里面，马上就要上班了。这栋楼包括儿科病房，急诊室和我们中医门诊部。

三、工作地点 - 中坦传统医学中心门诊部

门诊楼，包括儿科病房，以及急诊室在一起。

门口的另一边停着很多急诊床。进入大楼的急诊大厅，挂着现任总统的照片。

穿过这个大厅就到了我们门诊诊室和药房的区域。

诊室明亮而整洁。我就在这里接诊患者。

包括艾滋病患者和其他普通患者。

一起工作的还有我们的坦方负责人专职翻译 Naomi 医生，她 1973～1978 年在中国北京大学医学部留学五年，精通英语、当地的斯瓦希里语以及中文，对中国有着深厚的感情和了解，也熟悉中医的疗法和中国的文化。

很高兴在这里，可以有一个轻松的环境诊治患者，有我们的护士专人负责引导患者，管理病历，为患者交费取药，以及负责解释药物的服用方法等。我只要坐在那里，认真接诊，专心考虑患者的病情就好了。

中坦传统医学中心的门诊主要包括两个项目部分，简单

而言就是免费部分和收费部分。

免费部分是中国和坦桑尼亚政府进行的将近30年的合作项目——中医药治疗艾滋病的项目，目前已经研发了多种成药，来门诊治疗的艾滋病患者，经过中医组专家的辨证论治分型，选用不同的成药，由中方和坦方联合免费治疗。我们来了以后，只要根据症状、舌苔脉象辨证为阳虚、气虚、血虚等，分别发放艾宁颗粒、中研1～4号，部分患者兼有其他症状的加用汤药或者成药治疗。

收费门诊是2007年开始的，可以为坦桑尼亚及其在坦的各国人员，包括中国、日本、俄罗斯等国外交官及中资机构的人员提供中医药保健和治疗，具体包括中成药，可以选用汤药或者免煎的颗粒剂，以及针灸、耳豆治疗。

四、在莫西比利医院出诊与临床科研感悟

每天的门诊总是来来往往不同的人，能够见到他们，是我在万里之外的缘分，我尽量记得他们每一个人，希望能够通过我的思考和东方的智慧，为他们解决病痛。

每一个门诊患者我都认真对待。无论效果怎样，都会在我的脑海中，也在莫西比利医院的中坦传统医学治疗中心，留下我的印迹。

在坦桑尼亚出门诊和国内是不同的。我不必为维持秩序而费心，也不用半天面对 30 多个患者，更不用为了解释如何用药而浪费口舌……

我只要专心思考病情，遣方用药即可，并通过详细的询问和沟通交流，准确把握病情，给出针对性很强的建议和处方，并记录自己的用药和思考。

在这里出门诊，真是医生的天堂，可以有效合理地发挥医生的特长，给医生一个自由和信任的空间，充分体现医生诊疗的价值。

这边的诊疗并不匆忙，一上午不会超过 10 个患者，所以，我可以轻松面对，并且充分考虑，详细解释。

我的第一个患者，是个很有气质的中年男子，很客气地和我握手，门诊的 Dr Naomi 告诉我，这是我们莫西比利医院急诊科的主任（病情见后面的详细记录）。

我很高兴能和他们本院的医生做个交流和沟通，接受我的诊疗。作为坦桑尼亚最大的国立中央医院，在这里每一个医生都举足轻重，他们会对本国医学的交流和学术，起着重要的影响作用，也是非洲高素质的人群。通过给他们进行诊疗，找到中非医学交流、文化交流的切入点。

如今的患者包括本院的急诊科主任，还有来自乡下的朴实的坦桑尼亚大妈，更有奔忙的爽快的小伙子。他们每个人都充满着期待，同时我也认真记录着他们的病情，进行分析和总结，为他们处方并提出自己的建议。

一般我在这里，第一次来看病的患者的接诊时间大约是30～40min，我们可以进行深度的沟通，我为他们撰写详细的病例。在轻松的环境中，可以达到最佳的诊疗效果。

出诊一年来，估计每次门诊10人左右，1周3次门诊大约30人，1个月大约100人次，这样算下来，这一年来，我共计接诊1200多人次，艾滋病患者大约占1/3，其余的以内科杂病为主，还有妇科、儿科的疾病。

诊治的患者，我都潜心思考，客观记录变化。

积累一个一个的病例，无论是成功治好的，还是效果不理想的，都希望从中找到进步的阶梯，以利于更好地为患者解除病痛。

非洲人对于中药还是非常敏感的，疗效往往不错，而且在门诊，我只能够使用中药。我的估计，除了艾滋病，不计病种，大约5%的患者可以达到痊愈，20%的患者有明显好转，50%会有一半以上的好转，剩下的15%好转不多，而10%没有效果。

病种包括：卒中，面瘫，呼吸道感染，哮喘，心力衰竭，冠心病，胃溃疡，肾结石，肥胖症，糖尿病，不孕症，月经失调，小儿厌食，小儿遗尿，小儿抽动秽语综合征，小儿发育迟缓等多个方面。

门诊结束了，而回到驻地，就要整理今天艾滋病的情况，按照科研计划，进行总结和整理。

临床科研经过一年半的观察，在非洲期间一共发表两篇艾滋病方面的临床科研论文。于《国际中医中药杂志》2011年10月第33卷第10期，发表《艾宁颗粒治疗艾滋病感染者18例疗效观察》；于《中医学报》2012年第27卷第2期，发表论文《艾宁颗粒治疗坦桑尼亚HIV/AIDS临床研究》。

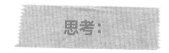

思考：

当前世界对于中医药的需求日益增大，需求日益迫切，中药的治疗已经逐步被接受，可以考虑在坦桑尼亚、非洲以及世界进行一下项目的开发和深化：

第一，加强中医药治疗杂病的力度，扩大中医门诊。

第二，辅助坦桑尼亚政府进行当地草药的开发与整理，当地有很多的行之有效的办法，但是没有人来整理，政府财力紧张，重视不够。

第三，开展针灸和耳穴治疗及培训，耳针具有疗效好、无不良反应、无创治疗、携带方便等优点，是中医药理论和现代生物全息理论的结合和升华。

第四，对于艾滋病的上千个完整的病例记录，应该仔细总结，进行归类整理，不少患者已经死亡，而更多患者观察多年，从中整理并按照既定的方案进行研究，继续发表相关科研论文。

第五，进一步加大对艾滋病的研究，更好地修正科研方案，增加投入和研究，并将科研成功逐步转化成新药进行开发。

这几方面的开展都具有广阔的前景，具有深远的社会价值和经济价值，如果运作顺利，可以带来很好的社会价值和经济价值。

李博（甫寸）

于坦桑尼亚达累斯萨拉姆市 Muhimbili 医院

非洲儿童眼中的中国医生
——小儿湿疹的中医药治疗

题目其实是一张照片的名字，征得他母亲的同意，我在门诊拍摄的。从清亮的眼睛中，分明看到了非洲儿童的真诚。

这是我的患者群中年龄第二小的小患者，却是眼睛最大的小患者，他给我的第一印象，就是眼睛特别的大，圆溜溜的，虽然不说话，可是他的眼睛如同有千言万语。似乎你可以通过他清澈的眼神，看到他眼中的我——坦桑儿童眼中的我——中国医生。

患儿杰森，初诊时间是 2008 年 6 月 26 日，现在距上次看病时 1 个月了。小杰森是 2007 年出生在一个普通的坦桑尼亚当地家庭。小杰森主要的问题是出生1年后全身的皮疹持续一年反复发作。

我仔细看了他的皮疹，主要出现在四肢及背部，没有明显的规律。皮疹主要是起皮脱屑，没有红色的斑丘疹，脱屑为白色，感觉很痒。

导致加重的因素有天气变热的时候，以及晚上夜深人静的时候。这一点是湿疹发作的特点。

小杰森的胃口不太好，奇怪他还长得挺壮实的。睡眠情况也一般，大便经过检查有蛔虫，已经开始服药治疗。

我问了一下他妈妈，出生的情况，是"足月顺产"，但母乳比较少，并且查了HIV是阴性的。非洲坦桑尼亚的艾滋病感染率是大约10%，也就是说，大约10个人里面就有1个是艾滋病感染者，所以，对于艾滋病，也在积极努力地进行预防，故很小的孩子，有时候也在检查这个项目。

中医辨证要素

我看了他的舌脉，杰森出奇的配合，其他小朋友有的不听话，不给我看舌头，我只好跟他们做鬼脸。杰森和他们不一样，乖乖地伸出了他的小舌头，非洲小孩子的舌头和亚洲一样，舌体正常，舌的颜色淡红，薄薄的白色舌苔，没有什么异常。但面色就不太好判断了，总不能各个面色黧黑，都是肾虚吧，这个时候，我想应该参考其他的辨证，或者只能"主要看气质"了。随后看了他的指纹。中医对于3岁以下的儿童不按脉，要看小儿的食指指纹，"紫热红伤寒，浮沉表里间，淡滞定虚实，轻重查三关（风气命）"，这一点也让我犯了难，无论是紫色还是红色，这黑黑的皮肤，岂不所有的颜色都被这个皮肤覆盖啦。硬着头皮，拿起他的小手仔细端详，还好，手的背面是巧克力黑，正面却是鱼肚白，他们肤色黑，但是皮肤还是很细腻的，所以仍然能够看到指纹。隐藏在风关，淡红色为主，属于比较正常的范围。

循证思考与沟通

当前的诊断是小儿湿疹，结合循证医学的三要素——当前的最佳证据，医生的经验和患者的价值取向。根据与他妈妈的交谈，我考虑这个皮疹主要病因是非洲湿热的气候，以及喂养失当造成的，和母乳喂养少有关，并带有一定的精神因素，身体的敏感性。中医认为风邪郁于皮肤，风湿热相搏，导致皮肤的瘙痒和脱屑。

考虑再三,我决定以过敏煎为主,并且加味以疏风止痒,清利湿热。方药组成:柴胡 6g,乌梅 10g,五味子 10g,陈皮 10g,白鲜皮 10g,桑叶 10g,牡丹皮 10g,金银花 10g,连翘 10g,地肤子 10,炙甘草 3g。以上药量,小儿减半,3 剂分为 6 天服用。

用药思考

过敏煎——由柴胡,乌梅,防风,陈皮,甘草组成。

过敏症状多表现为免疫反应过激,有时会和情绪因素有关,外界主要是风邪为患,一般认为是肝阴不足,感受风邪。肝体阴而用阳,故治疗多考虑柔肝养阴为主。君药为柴胡、乌梅,一收一散,柔肝养肝;臣药为防风,疏风固表;佐药为陈皮,轻轻理气促脾胃生化之源;甘草调和诸药,并且酸甘化阴而柔肝。

小儿多热,减去本方中的风药——防风,由金银花、连翘代替清热疏风;桑叶、牡丹皮为伏邪所设;而白鲜皮和地肤子考虑为皮肤病专药,疏风止痒。

过了 1 个月, 今天是 7 月 24 日, 患儿再来门诊, 皮肤疾患已经大部分消失, 不再有痒并且搔抓的情况。仅仅是右下肢踝部有皮肤破溃, 周围偏红, 考虑是一个局部的感染, 和前面的疾病不是一种情况。

杰森的母亲很高兴, 我也很高兴, 决定效不更方, 继续吃 1 个周的药, 巩固治疗即可停药, 同时我给他开了 1 支红霉素软膏, 外用踝部。我想, 这个可爱的非洲小孩很快会康复了。

这是我的第 5 个小患者了。希望我给他们留下美好的印象, 让非洲儿童眼中的中国医生, 能够传递一份大洋彼岸的真诚。在遣方用药方面, 很多孩子的湿疹, 往往和三个因素有关: ①母乳喂养少, 免疫不足, 缺陷形成身体的过敏, 根据不同的基因, 有的在肠道形成肠易激综合征, 有的在皮肤形成湿疹或者皮炎, 有的在耳鼻喉发展为过敏性鼻炎; ②环境潮湿, 身体内环境也潮湿, 如果脾虚不能运化, 就会出现内外相合，出现湿疹；③情绪不佳以及喂养不当，以及担心孩子着凉而过多的添衣服出现内热发于表。

对于非洲的小孩子，除了这些原因之外，还有重要的原因，就是非洲人的体质，皮肤的结构不同，以及生活习惯随遇而安，并不是那么注重卫生，从饮食到生活，洗澡少，吃饭也多以手抓为多，感染、病邪侵入的机会较多。

针对这个这些不同的情况，对于已经没有母乳喂养的孩子，这个免疫缺陷已经形成，但不必担心，因为人体的强大，可以在逐步成长的过程中，不断地修复；而对于环境潮湿，需要不断地利用排汗系统进行疏导，也就是多锻炼；关于喂养的情况，需要减少糖分高的食物摄入，例如巧克力之类；同时要尊重孩子的意见，不能把自己的意志强加给孩子，认为对他好，就进行"爱的绑架"，这也是形成小孩子情绪不良的原因。对于非洲卫生的总体情况，需要不断地和当地患者沟通，因为咱们认为的卫生级别和当地人认为的不一样，要让当地人意识到，注意饮食卫生，勤洗澡，会减少疾病发作。

已经形成的状态，可以通过逐一的对策进行，汤药以疏肝健脾化湿为主，可以通过健脾为核心，来增强免疫力，促进新陈代谢，排除身体的湿气，自然可以恢复了。

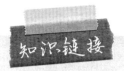

王氏保赤丸在儿科疾病中应用

　　王氏保赤丸原名王氏万应保赤丸，系根据清代道光年间（1840年左右）南通潘子头庆和春药铺，著名中医师王胪卿先生祖传秘方精制而成，疗效卓著。1957年，王胪卿之嫡孙，北京中医学院王绵之教授将王氏保赤丸祖传九世秘方献于国家，并亲传制法，由他家乡的南通制药厂独家生产。可以治疗的疾病包括：小儿乳汁痞积，痰厥惊风，喘咳痰鸣，乳食减少，吐泻发热，大便秘结，四时感冒以及脾胃虚弱，发育不良等症，通过现代药理学、药效学研究发现，组方中大黄、黄连、川贝母等诸药合用，既能止泻，又能通便，既能消积，又不伤胃。

　　我在非洲坦桑尼亚治疗诸多小儿疾患，多选用王氏保赤丸，它已进入了国家援外采购名单。我在使用时发现其特点是，对于小儿疾病疗效不错，对常见的小儿肺系疾病和消化系统疾病都有帮助，特别能双向调节，促进新陈代谢，祛邪不伤正，很多儿科疾病均可以选用；同时，剂型非常好，利于小儿服用。

儿童及成人以温开水口服。乳儿可以哺乳时将微丸附着于乳头上，与乳液一同服下，若哺乳期已过，可将丸药嵌在小块柔软易消化食物中一起服下，每日2次。6个月以下的患儿，每次5粒；6个月~36个月的患儿，每次6~36粒（每超过一个月加1粒）；2~7周岁的患儿，每次0.1g~15g（40~60粒，每超半岁加5粒）；7~14周岁的患儿，每次0.15g（约60粒）；成年患者，每次0.3g（约120粒）。

在非洲使用期间，大部分的小儿消化不良、咳嗽、脾胃原因引起的湿疹、肠道湿热的腹泻、以及火热引起的便秘，大部分均能好转痊愈，没有发现不良反应。

喜欢中国医生的坦桑尼亚小姑娘
——大便失禁的中医药治疗

甫寸诊疗过程

在门诊每天都能见到不同的当地患者，艾滋病的，内科杂病的，有的是政府工作人员，也有一般的普通老百姓，很多人都给我留下了深刻的印象。大家对中国医生都非常的友好，尤其是这个小姑娘，非常喜欢中国医生。

她一进门诊屋子的门，就引起了我们的关注，特别的头发，可爱的表情，让我们一下子就喜欢上了她。头发辫子和面庞，一眼看去就是一个典型的非洲小姑娘。

她妈妈给我们的医生护士说，她问了好几回，为什么她自己没有出生在中国。

坐在我面前，也是很乖巧听话的，羞涩的大眼睛时不时地眨一眨，充满了天真的笑容。握一握她的小手，似乎感觉得到稚嫩的温柔，为你的心灵挥洒阳光的雨露。所不同的是，她的小手是黑珍珠。

小女孩出生于 2003 年，今年只有 6 岁不到，她妈妈说，她是足月正常分娩，从出生以来，就患上了一种奇怪的病症，无法控制自己的大便，常常是不知不觉中，就会有大便排出，痛苦非常明显，真不敢想象。做过的各种检查都是正常，包括大肠造影等，而服用当地的传统草药，没有收到满意的效果。

我和小女孩说话几句，也可以感觉得到，这个小女孩，还是有些胆小的。她妈妈也说，多方求医，目前大家认为，心理因素占了不少的比例，希望我能够用中医药对她有所帮助。

甫寸循证思考

很喜欢这个小姑娘，我也希望能够如愿以偿地帮助她恢复健康，但是，客观地讲，有比较大的难度。第一，这个病症我首次遇到，如何下手尚没有思路；第二，如果是肛周的神经损伤，或者是心理因素导致的习惯，很难通过中药来恢复，必须加上心理疏导；第三患儿年龄幼小，尚不知可否有依从性坚持服药。

但是，我也是有信心的。第一，患儿喜欢中国医生，应该就有很强的依从性，与中药的苦相折，可以听从医生的建议；第二，小儿为纯阳之体，生长旺盛，希望能够通过我的调理，利用自身的生长，恢复正常的新陈代谢。

中医辨证思考

看了她的舌苔，并为她把脉。我认为她"舌淡苔白，脉滑数"，考虑属于神经性大便失禁，应该属于中气不足，肾失固涩。

遣方用药

所以我使用了著名的补中益气汤并加味补肾。中医认为，肾司二便，肾不足则二便失司。处方如下：黄芪10g，白术10g，陈皮10g，升麻10g，柴胡10g，当归10g，制附子3g，肉桂6g，熟地黄10g，枳壳10g，乌梅10g，甘草3g。5剂，颗粒剂，分10日服。

以补中益气汤为君，升提一身之气，健脾和中，以益生化之源，促进身体生长，助患儿稚阴稚阳的生长。加入附子、肉桂、熟地黄，在补养后天的基础上滋养先天之肾阴肾阳，补充命门之火；枳壳之意，意在拒绝呆补峻攻，轻轻宣散；乌梅、甘草酸甘合化为阴，柔肝入厥阴经，利于肝肾同补，调和诸药。

经过 1 个月的治疗，第 1 周没有什么效果；第 2 周可以减少大便次数，每天一次不自觉的排出；而第 3 周，可以逐步控制了，但不是全部；最后 1 个周后，达到部分大便可以感知和控制。

自行医以来，疑难杂症随处可见，在非洲更是经历了很多，是课本上见不到的病症。切记不可陷入思维定势，而要从多个方面入手，来感知患者的病气和症结所在。

从病情的蛛丝马迹来看，推测可能和小姑娘受到惊吓，或者是一个什么刺激有关，肾气受扰，进而出现的排便习惯的改变。中医认为肾司二便，如果出现了大便不好的问题，往往是肾气虚导致的。解铃还须系铃人，找到心里症结，并使用中医的补肾益气的方法，还原身体的力量。

上学期间，和郝万山教授的交流，曾经聊起"肾在志为恐"，他当时举例是当年台湾地震引起当地小鸡不发育，他回北京后给那边邮寄六味地黄丸的趣谈。对于这个小女孩来说，可能是受到了惊吓，由情志导致肾气的受损出现肛门括约肌开合不良。另外《素问·举痛论》："恐则气下。"也是解释大便失禁的重要理论。

此案例跟中医基础理论"肾在志为恐，开窍于二阴"有关，过度恐惧则气机下行，肾气不固，失于封藏，而致二便失禁。这是经常出现的一个客观事实，也是古人用来解释恐惧引起二便失调的原因。

如果今天来看，这是一个极度恐惧后出现的肾上腺素分泌失调导致的结果，不同的机理，阐述一个现实，那就是，恐惧的情绪会导致大便失禁，而后遗效应也会出现大便失控。在治疗方面，以补肾健脾为主，调动身体的激素分泌以及疏导心理症结，达到恢复肛门功能的作用。

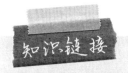

补中益气汤	黄芪	18g	当归	3g	柴胡	6g
	炙甘草	9g	陈皮	6g	白术	9g
	人参	6g	升麻	6g		

补中益气汤，出自金元四大家之一李东垣的《脾胃论》，具有补中益气、升阳举陷之功效，原方用治饮食劳倦、内伤发热之证，即"甘温除大热"。近现代，补中益气汤的临床应用范围逐渐扩大，除气虚发热及消化系统疾病外，其余凡辨证为脾胃气虚证及气虚下陷证者均可选用。

● **气虚发热** 名老中医易希园老先生师古而不泥于古，临证善用补中益气汤加味治疗各种疾病，易老曾经用补中益气汤加地骨皮15g，治疗长期低热，西医多种抗生素无效的女性患者，7剂而愈。此为东垣所述之"甘温除大热"之法。

● **脏器下垂** 名中医赖良蒲遵古人"下陷者升而举之"之义，善用补虚收脱之法治疗子宫脱垂，以补中益气汤为基础方。根据辨证论治的原则，分为虚寒、热两型，30天为1个疗程。虚寒型以大剂补中益气汤加五味子为主，腰痛加桑寄生、炒杜仲；带下加萆薢、煅牡蛎、鹿角霜。虚热型用补中益气汤加龙胆草、牡丹皮、栀子。

● **重症肌无力** 周绍华老先生善用补中益气汤化裁治疗神经科多种疑难杂症，如重症肌无力、偏头痛、眩晕、神经症等。如治疗重症肌无力（痿证）常用基础方：炙黄芪30g，炒白术12g，升麻10g，党参12g，当归12g，陈皮10g，柴胡10g，炙甘草10g，仙茅10g，淫羊藿10g，紫河车10g，补骨脂10g。加减法：伴眠差加炒枣仁、远志、茯神，舌红苔黄加黄芩、栀子，便秘加火麻仁、肉苁蓉，怕冷加附子、肉桂，气短加黄精，腰酸加狗脊、杜仲。周老临床应用该方时重视抓主症，只要具备遇劳加重、神疲倦怠、面色㿠白、舌淡苔白、脉象沉弱即可应用。

TCM Management for Copracrasia of Psychological Factor

Surname: C*

Date of Birth: 2003 year   **Sex: Female**

First visit: 2nd June 2009

Chief complaint: Inability to control stool for 5 years.

The parent complained that she can not control the stool from her birth and voids about twice a day. She received the local treatment therapy but the trouble has still been there. The intestinal crassum opacification and other examination tests were normal. She is a full term normal delivery. So the reason of the disease was thought to be psychological factor.

Laboratory examination: All normal.

TCM examination: Tongue, red with white coating tongue.

Pulse: Huan Shuo (Slide and Fast) .

Diagnosis: Copracrasia of psychological factor

TCM diagnosis: Insufficiency of middle-warmer energy and non-consolidation of renal qi

Therapy: Strengthen the middle warmer and benefit vital energy and invigorate the Kidney.

Prescription: Buzhong Yiqi Tang.

Name of herb in Chinese	Name of herb in English	Name of herb in Latin	Pronoun- ciation in TCM	Weight in gms
黄芪	Membranous Milkvetch Root / Mongolian Milkcetch Root	*Astragalus membranaceus* (Fisch.) Bge. var. *mongholicus* (Bge.) Hsiao	Huangqi	10
白术	Largehead Atractylodes Rhizome	*Atractylodes macrocephala* Koldz.	Baizhu	10
陈皮	Tangerine Peel	*Citrus reticulate* Blanco	Chenpi	10
升麻	Largetrifoliolious Bugbane Rhizome	*Cimicifuga heracleifolia* Kom.	Shengma	10
柴胡	Chinese Thorowax Root/Red Thorowax Root	*Bupleurum chinense* DC.	Chaihu	10

Name of herb in Chinese	Name of herb in English	Name of herb in Latin	Pronounciation in TCM	Weight in gms
当归	Chinese Angelica	*Angelica sinensis* (Oliv.) Diels	Danggui	10
附子	Prepared Common Monkshood Daughter Root	*Aconitum carmichalii* Debx.	Fuzi	3
肉桂	Cassia Bark	*Cinnamomum cassia* Presl	Rougui	6
熟地黄	Rehmannia Root	*Rehmannia glutinosa* Libosch.	Shudihuang	10
枳壳	Bitter Orange	*Citrus aurantium* L.	Zhiqiao	10
乌梅	Dark Plum fruit	*Prunus mume* (Sieb.) Sieb.et Zucc.	Wumei	10
甘草	Liquoric Root	*Glycyrrhiza uralensis* Fisch.	Gancao	6

5 doses were given to be taken 1 dose per day, oral medication twice a day.

The second visit: 16th June 2009

Had taken last medications, the girl's trouble have not changed.

The dosage was not enough and deficiency of liver-QI, so change the medicine herbs and add the dosage.

Prescription: Buzhong Yiqi Tang and Decoction for Warming Liver.

Name of herb in Chinese	Name of herb in English	Name of herb in Latin	Pronoun- ciation in TCM	Weight in gms
当归	Chinese Angelica	*Angelica sinensis* (Oliv.) Diels	Danggui	10
枸杞子	Barbary Wolfberry Fruit	*Lycium barbarum* L.	Gouqizi	10
茯苓	Indian Buead	*Poria cocos* (Schw.) Wolf	Fuling	10
乌药	Combined Spicebush Root	*Lindera aggregata* (Sims) Kosterm.	Wuyao	10
小茴香	Fennel Fruit	*Foeniculum vulgare* Mill.	Xiao huixiang	10
黄芪	Membranous Milkvetch Root/ Mongolian Milkcetch Root	*Astragalus membranaceus* (Fisch.) Bge. var. *mongholicus* (Bge.) Hsiao	Huangqi	10
白术	Largehead Atractylodes Rhizome	*Atractylodes macrocephala* Koldz.	Baizhu	10

Name of herb in Chinese	Name of herb in English	Name of herb in Latin	Pronoun-ciation in TCM	Weight in gms
升麻	Largetrifoliolious Bugbane Rhizome	*Cimicifuga heracleifolia* Kom.	Shengma	10
附子	Prepared Common Monkshood Daughter Root	*Aconitum carmichaeli* Debx.	Fuzi	3
肉桂	Cassia Bark	*Cinnamomum cassia* Presl	Rougui	6
熟地黄	Rehmannia Root	*Rehmannia glutinosa* Libosch.	Shudihuang	10
甘草	Liquoric Root	*Glycyrrhiza uralensis* Fisch.	Gancao	6

6 doses were given to be taken 1 dose per day, oral medication twice a day.

It is better for the girl to receive the psychological treatment and light back massaging along the spinal process.

By the end of June the patient had improved a lot and could empty her bowels in morning and could stay to the evening without soaking the pants.

爱郁闷的女孩
——乳腺增生的中医药治疗

前些日子，在门诊遇到这样的一个女孩，以前她来找我看过腹痛和咳嗽，收到了良好的效果，这次来门诊，主要是乳腺的问题。

她说，其实以前来看病的时候，就有这个问题，2个月以前，就发现有乳房的硬结，在双侧乳房。这两个月，肿块并没有增大，也不疼，所以没怎么注意，其他的病好了，今天就来看看这个毛病吧。

我对她有印象，主要是她的肤色和其他人不同，近乎棕色皮肤，而且是一个很漂亮的女孩，英语说得也好，气质不凡。给我的感觉，她应该是白领，很快乐阳光的女孩。而乳腺增生，我不敢相信，这个大部分由肝郁气滞导致的疾病会降临到她的身上。

循证思考和沟通

于是，在门诊我问她，你平常容易生气着急吗，有不高兴的事情吗？她看看我，不怎么说话了，眼睛低下去，似乎要掉下泪来。我赶紧打岔，问她一些月经的问题，还好，她稳定了一下情绪，开始跟我说，平时非常不高兴，经常着急生气，工作压力也大，很显然，这是主要的病因了。

乳腺增生近年来在繁忙的中国有年轻化的趋势，没想到在休闲观念非常强的坦桑尼亚也有这么年轻的乳腺增生患者。

乳腺增生，属于外科疾病，需要医师当面诊查，给美女做乳房触诊，我有些纠结，又是必须，于是我请门诊的Naomi医师共同为她做一个检查。

在国内男医生给女患者做乳房检查，分为两种情况，一种为愿意，一种为不愿意，而在非洲做私处的检查，患者都认为是天经地义，没有任何的迟疑，让我反而觉得不好意思。

患者小姑娘迅速暴露胸部（就是脱了上衣和胸罩），从形态上看，大小正常，我为她做了乳房触诊，可触及双侧乳房硬块，分别位于左侧乳房内上象限，右侧乳房外上象限，大约2cm×2cm，质硬，表面光滑，有轻度压痛，推之可移动少许。

根据症状和体征，基本可以判断是乳腺增生，为了更明确诊断，我们建议做一个乳腺的B超，明确位置、大小以及性质。

1个周后，B超结果显示，就是乳腺增生，但是数量和大小和我诊查的有出入。B超显示一共有4个地方，分别位于右侧乳房4点、11点，左侧乳房8点、11点方向（为了诊查的准确性，医生往往把乳房看作是一个以乳头为中点的表盘，明确病变所在的位置），大小为1.7cm×0.7cm或2.2cm×0.8cm。这样诊断就明确了。

中医辨证思考

再次看了她的舌脉，我认为"舌体正常，舌暗红，苔薄白，脉位居中，脉象数滑"。根据病史的叙述和舌脉，可以判断，她的乳腺增生主要是由于肝郁气结血凝，湿聚痰凝所导致，我们应当疏肝理气活血，软坚散结。

遣方用药

我选用了柴胡疏肝散来疏解肝郁，海藻玉壶汤进行软坚散结，适当活血，利于气血运行。处方后，同时我再三强调，一定要尽量保持快乐心情，这是最最重要的，其次要清淡饮食，注意乳罩卫生，不要使用过紧的胸罩。

和她聊了一会儿，她其实也认识到这个问题，希望能够遵从我的医嘱，积极治疗。当然这是一个慢性的疾病，至少要治疗3个月甚至更长时间。也有治疗不成功的情况。

后效评价

和这样的患者沟通是很重要的，随后的1个月中，我们进行了邮件交流，她是当地非洲人中回复邮件最快的了。但是遗憾的是，这1个月她都非常忙碌，1个周1次的门诊，都是派她的司机来取药。我无法看到舌脉，也没有当面沟通，我也感觉不到她的情绪是否有好转。

通过邮件，我问她，你好点没有？为什么没有来门诊。最好有空的时候再来门诊看一下。

她说，感觉好多了，非常抱歉，希望能够尽快来门诊。

本患者诊断明确，病因也很清楚，治疗措施也是对症的，但是不知道她的依从性怎样，能否听我的建议，保持快乐的心情，这是一个值得关注的问题。希望她真的快点好起来。身心疾病中，心情和心理的作用也是很重要的。

很多疾病不是很快就会产生的，这和个人体质、不良的生活习惯以及不良的情绪有关。重要的是健康的理念和积极乐观的生活态度，可以让所有的疾病防患于未然。关注"曲突徙薪"，更需"未雨绸缪"。

中医认为乳腺处于肝经循行的地方，和肝气的运行密切相关。可以说，现在95%的乳腺增生和情绪有关，如果能调畅肝气，很多乳腺增生可以大大改善症状，并且不治而愈。所以，中医在治疗乳腺增生的时候，以调畅肝气为第一要务，如果心情调控还是不理想，不能自行缓解，我们就会选用逍遥散类为主的汤药进行药物干预。结合辨证论治的血瘀、痰凝进行活血化痰治疗。

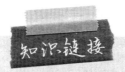
知识链接

逍遥散的家谱和兄弟姐妹们

方名	来源	相同的药味	不同的药味	立法	主治
逍遥散	《太平惠民和剂局方》	柴胡甘草	当归、白芍、白术、茯苓、生姜、薄荷	疏肝解郁，养血健脾	肝郁血虚脾弱证，症见两胁作痛，头痛目眩，口燥咽干，神疲食少，或月经不调，乳房胀痛，脉弦而虚者。
丹栀逍遥散	《医学入门》卷八	柴胡甘草	当归、芍药、茯苓、白术、牡丹皮、栀子	养血和营，清肝健脾	肝脾血虚发热，或潮热晡热，或自汗盗汗，或头痛目涩，或怔忡不宁，或颊赤口干，或月经不调，或肚腹作痛，或小腹重坠，水道涩痛，或肿痛出脓，内热作渴。
四逆散	《伤寒论》	柴胡甘草	芍药、枳实	透邪解郁，疏肝理脾	阳郁厥逆证，症见手足不温，或腹痛，或泄利下重，脉弦者。肝脾气郁证，症见胁肋胀闷，脘腹疼痛，脉弦者。

方名	来源	相同的药味	不同的药味	立法	主治
小柴胡汤	《伤寒论》	柴胡甘草	黄芩、人参、半夏、生姜、大枣	和解少阳	伤寒少阳病证，邪在半表半里，症见往来寒热，胸胁苦满，默默不欲饮食，心烦喜呕，口苦，咽干，目眩，舌苔薄白，脉弦者。妇人伤寒、热入血室、经水适断、寒热发作有时、疟疾、黄疸等内伤杂病而见以上少阳病者。
柴胡疏肝散	《景岳全书》	柴胡甘草	陈皮、川芎、香附、枳壳、芍药	疏肝理气，活血止痛	肝气郁滞证，症见胁肋疼痛，胸闷善太息，情志抑郁易怒，或嗳气，脘腹胀满，脉弦者。

　　四逆散来源于伤寒论，是所有方剂的第一代。

　　四逆散的儿子是小柴胡汤，继承了疏肝理气，通达气机，成功拥有了疏解少阳的基因，并开创了少阳证治疗一派，具有疏解枢机的作用。柴胡疏肝散是小柴胡汤的儿子，继承了疏解少阳、疏肝解郁的作用，并发挥到了极致。而逍遥散是小柴胡汤的妹妹，四逆散的女儿，具有了阴柔的一面。丹栀逍遥散是逍遥散的女儿，是柴胡疏肝散的表妹，来源一样，但是变化比较大，滋阴的作用加强了。

所有的家族成员，共同的基因就是柴胡和甘草，以燮理少阳枢机和调和脾胃为最核心的内容。

所有男性成员小柴胡汤、四逆散、柴胡疏肝散都有理气的作用，而所有的女性成员逍遥散、丹栀逍遥散，都具有养血的作用。

每个人都有自己的综合征，之间还有互相的重叠，而最主要的病机和症状，是我们判断该用何方的主要依据。

知己知彼，百战不殆，熟悉每一支部队的特点，选择准确的部队出征，才能获得完胜。

如果不了解情况，一股脑全派出去，就像大家住在一起，即使是亲人，也会有矛盾的，心理有了依赖，自己不主动，必然制约相互的作用。

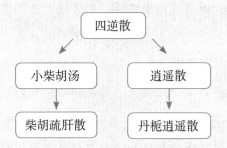

● **逍遥散** 名中医颜乾麟教授擅长气血辨证，善用逍遥散治疗多种心脑血管疾病，如曾用逍遥散加白附子6g，羌活6g，石菖蒲15g，全蝎3g，防风6g，生蒲黄9g，水蛭5g，通天草9g，黄连3g，桂枝2g治疗急性脑梗死失语症老年患者1例，2周后即可简单发音。颜老临证选药有自己的体会，如赤芍、白芍同用，苍术、白术同用，融养血活血、健脾祛湿于一方；薄荷不后下，取其祛风通头目、疏肝利气血之功；常用桑叶、牡丹皮代替柴胡，防其劫伤肝阴。

● **丹栀逍遥散** 刘渡舟老先生临床习惯把丹栀逍遥散改为丹栀逍遥汤，加减应用治疗各种病症，尤其对一些奇难杂症，疗效显著。刘老认为，丹栀逍遥散中的牡丹皮甘凉，清热凉血而不滋腻；栀子苦寒质轻，屈曲下行，通达三焦；白术、茯苓助土以培本；芍药、当归补血以滋木；薄荷、煨姜均能透达木郁；尤以柴胡善能条达肝胆，升发火郁，相合成剂，符合"木郁达之"之法。并强调指出，治疗肝郁之火，断乎不能用苦寒之药，唯在调达肝气，顺其性而治之，方为得。

● **四逆散** 名中医吕仁和教授善用四逆散治疗内科杂病，常把方中柴胡改为银柴胡，枳实枳壳同用，方为：银柴胡 10g，枳壳 6～10g，枳实 6～10g，赤芍 15g，白芍 15g，炙甘草 10g。吕老常将四逆散当作胃动力药，用治消化系统疾病，如溃疡、胃炎、腹泻腹胀等，以达脾升胃降的作用。常用加减法：脾胃虚但寒热不明显者，合参苓白术散；脾胃虚夹湿腹胀，合厚朴人参汤；脾胃虚夹寒，用四逆散合理中丸或良附丸；脾胃气滞，消化不良，合香苏饮；急性胃肠炎，合生姜泻心汤；胃热作痛，加栀子、黄连、山楂；脾胃湿盛，加藿朴四苓等除湿之剂。

● **小柴胡汤** 刘渡舟对小柴胡汤的应用尤为得心应手，并加减出了一系列柴胡类方。在应用小柴胡汤时，刘老先生紧紧抓住本方是少阳病主方的特点，只要见到"口苦"一证，必用柴胡类方，刘老认为"小柴胡汤，少阳病主方也。少阳诸证，以口苦为第一证"。常用的小柴胡汤加减系列方甚多，如治疗外感发热的柴胡石膏汤（柴胡、黄芩、半夏、党参、炙甘草、生石膏、连翘、枳壳、桔梗、生姜、大枣），退热效如神，3剂之内多能热退病愈，刘老称之为中药的"阿司匹林"。而在内伤杂病的治疗中，其应用于肝病最多，以小柴胡汤加减出了一系列治疗肝炎的方剂，如治疗肝病气分湿热毒邪的柴胡解毒汤（柴胡、黄芩、土茯苓、凤尾草、草河车、半夏、土鳖虫、茜草、苍术、海螵蛸、叶下珠），治疗肝病血分的柴胡活络汤（柴胡、黄芩、土鳖虫、茜草、红花、泽兰、当归、白芍、草河车、茵陈、凤尾草、白术、海螵蛸），治疗肝脾肿大的柴胡鳖甲汤（柴胡、黄芩、党参、甘草、半夏、生姜、红花、茜草、鳖甲、牡蛎、干姜、土鳖虫）等。

● **柴胡疏肝散** 名老中医董湘玉擅用柴胡疏肝散加减治疗脾胃疾病，临证见气郁较甚者，加郁金、佛手、香橼等；见气郁化热者，加川楝子、黄芩、蒲公英等；见气滞血瘀者，加丹参、当归等；见肝阴不足者，加生地、北沙参、麦冬等。如董老曾用柴胡疏肝散加佛手10g，香橼10g，川楝子10g，元胡10g治疗因家庭纠纷导致胃脘痛之慢性胃窦炎患者，1个月而愈。

名中医诊治乳腺增生效验方

★ 名老中医陈益昀自拟经验方（内服＋外敷）

内服方药物组成：夏枯草20g，海藻20g，浙贝母20g，穿山甲10g，三棱10g，莪术10g，青皮15g，当归12g，瓜蒌15g，生牡蛎15g，鹿角胶10g，淫羊藿15g。水煎服，日1剂。

外敷方药物组成：乳香10g，没药10g，姜黄10g，艾叶10g，木瓜10g，黄柏15g，天南星12g，细辛10g，蜈蚣2条，补骨脂10g，米醋50mL。

用法：中药加适量水煎沸20min，加入米醋再煎5min，取出药渣装入布袋，待温度适中时热敷患处，早晚各1次，每次30min。

此为陈益昀老先生治疗乳腺增生经验，临床以乳房胀痛，肿块，伴心烦易怒，失眠多梦，性情急躁，舌苔薄白，脉象弦滑为使用要点，并强调保持精神舒畅，减少精神压力。

★ **名老中医唐福安自拟经验方—乳癖方**

方药组成：柴胡10g，白芍12g，当归12g，香附12g，青皮6g，浙贝母10g，茯苓12g，蒲公英20g。

本方为名中医唐福安自拟经验方，肝火偏旺者加牡丹皮10g，焦栀子10g，夏枯草10g；肿块不消者加牡蛎15g，穿山甲9g，三棱6g，莪术6g；冲任失调者加淫羊藿12g，鹿角片9g。

★ 名老中医李振华经验方（内服＋外敷）

内服方药物组成：当归15g，香附15g，夏枯草30g，青皮15g，陈皮15g，赭石15g，莱菔子15g，郁金15g，贝母15g，赤芍15g，金银花15g，连翘15g，甘草6g，醋柴胡12g，生姜3片，大枣5枚，丝瓜络适量。每日1剂，10天为1疗程，一般治疗1～3疗程。

外敷方药物组成：大黄50g，芒硝50g。此为1次用量。

用法：将上药放入盒中，用开水500mL浸泡，然后用毛巾浸泡湿透，挤尽水，趁热敷于乳房肿块及疼痛部位，以局部皮肤能耐受为度，药液尽量保持在40～50℃之间，以增强热敷效用。每日1～2次，每次30～50min，待肿块消失，即可停敷。

此为名老中医李振华先生治疗乳腺增生经验，临床以乳房肿块边界不清，质硬不坚，形状不一，呈片状或结节状，推之可动，接之触痛为用方要点。

TCM Management for Fibro Adenoma of Breast.

Surname: D

Date of Birth: 1985

Chief complaint: Noted to have swellings on both breasts for 2 months.

History of present illness: She complained that she had found swellings in both breasts 2 months ago. She did not receive any treatment. Today she comes to the Muhimbili hospital. It was not worse for last two months. There was not pain in the breasts. Her appetite was good and sleep was well. Her stool was normal. But she gets angry easily and often feels stressed. LNMP: Now it is period.

History of past illness: She had good health before.

Laboratory examination: There was nothing.

The examination: The physique and body is thin. The magnitude of both breasts is normal and the areola of breast is normal. The swellings can be palpated in the both breast. One of them is located upper inner quadrant on the left breast and the other one is located upper outside quadrant on the right beast. Each one of them was about 2 cube-centimeter. Both of them are hard, and I feel slick. There is little tenderness inside. The swellings can be moved a little.

It is better to take a ultrasonic examination for both beast.

The result of ultrasonic examination: On 22nd July 2009 Imaging plus diagnostic centre reported at least two hypoechoic lesions wider than tall were found on right breast located at 4 o'clock and 11 o'clock. Two same lesions measuring 1.7cm×0.7 cm and 2.2cm×0.8 cm respectively were found on left breast at 8 and 11 o'clock.

Normal remaining mammary tissue.

Normal both axillary regions.

Normal axillary vessels.

Conclusions: The findings show bilateral breast fibro adenomas.

A fibro adenoma contains fibrous tissue; it should be differentiated from Adeno fibroma which is a tumor composed of connective tissue (fibroma) containing glandular (adeno-) structures.

TCM examination: Tongue: The body of tongue was normal and dark red tongue. Musci was white.

Pulse: Shuo and Hua (Fast and slide).

Diagnosis: Breast Fibro adenoma.

TCM diagnosis: stagnation of liver-QI; stagnation of both QI and blood; phlegmatic hygrosis coagulation.

Therapy: disperse the depressed liver-energy; regulate vital energy; promote blood flow; soften hard lumps and dispel nodes.

Prescription: Chaihu Shugan San and Haizao Yuhu Tang edd.

Name of herb in Chinese	Name of herb in English	Name of herb in Latin	Pronoun-ciation in TCM	Weight in gms
海藻	Seaweed	*Sargassum pallidum* (Turn.) C. Ag.	Haizao	10
昆布	Kelp	*Laminaria Japonica* Aresch.	Kunbu	10
柴胡	Chinese Thorowax Root/Red Thorowax Root	*Bupleurum chinense* DC.	Chaihu	10

中医师
海外行医日记

Name of herb in Chinese	Name of herb in English	Name of herb in Latin	Pronoun-ciation in TCM	Weight in gms
枳壳	Bitter Orange	*Citrus aurantium* L.	Zhiqiao	10
香附	Nutgrass Galingale Rhizome	*Cyperus rotundus* L.	Xiangfu	10
桃仁	Peach Seed	*Prunus persica* (L.) Batsch	Taoren	10
红花	Safflower	*Carthamus tinctorius* L.	Honghua	10
白芍	White Paeony Root	*Paeonia lactiflora* Pall.	Baishao	10
佛手	Finger Citron	*Citrus medica* L.var. *sarcodactylis* Swingle	Foshou	10
黄芪	Membranous Milkvetch Root/ Mongolian Milkcetch Root	*Astragalus membranaceus* (Fisch.) Bge. var. *mongholicus* (Bge.) Hsiao	Huangqi	10
当归	Chinese Angelica	*Angelica sinensis* (Oliv.) Diels	Danggui	10
炒麦芽	Malt	*Hordeum vulgare* L.	Chaomaiya	10

7 doses were given, 1 dose per day, orally taken twice a day.

Advice for the patient: Diet .Pay much attention to the food you take each time.

1. Take a king's breakfast, having as many different kinds of food as you can; rich man's lunch, having as much as you can; bagger's dinner; that is taking as little as you can. The right time to have breakfast: 8:00a.m.; right time to have lunch: before 1:00p.m.; right time to have dinner: 7:00p.m..

2. More sports/exercises after work. Have at least 3 times sports every week, lasting over 40 minutes each time. The best type of the sports for you is swimming. The breast stroke type is the best and you can take to fly a kite.

3. First pay any attention to attitude of mind by controlling your moods and be happy in your heart. Do not wear the tight brazier.

出诊到家中
——骨折老人身体羸弱的中医药治疗

这是一例出诊的患者，患者的女儿米娅以前是我所在的当地医院（Muhimbili National Hospital）的医生。请求我们到她家里出诊，因为她说，她的母亲骨折了，不能行动，希望我们能够上门看看，义不容辞，无论是出于本院职工的诚恳请求，还是援非医生的使命感，我们欣然前往。

如约上午9点我们在Muhimbili医院门口汇合，这是一个美丽的印巴中年妇女，罩着传统的黑纱巾，微笑着和我们打招呼。寒暄几句，感谢我们能够在假期，如约准时前来，并且告诉我们，她以前就在这里Muhimbili National Center学习。

跟着她的车我们来到她家，原来就住在医院旁边，非常的近。

家中整洁而干净，家中的小孩子也非常可爱，女孩都很漂亮，男孩都很帅。

她的母亲躺在床上，向我们打招呼，和蔼可亲的老太太。寒暄几句，开始诊疗。

老太太在两个半月前右侧小腿的腓骨忽然骨折，说来也奇怪，她并没有摔倒，而是觉得崴了一下，就忽然出现了下肢的疼痛。

说到这里，我还特别问了前同事米娅，您母亲没有撞到什么地方吧。她们一起摇摇头。

其实国内也经常遇到老年人自发性的骨折，就是身体退行性改变，即老化之后，骨骼不够坚硬，在受到不是很大外力的情况下，也可能会出现骨折。

由于老太太的女儿是医生，当时迅速就去了 Muhimbili 医院，经过医院诊治，确定为右侧腓骨骨折。并马上进行了手术治疗，钢板固定。然后就是现在了……

当前状态行动还是有些困难，坐起躺下需要他人搀扶，身体虚弱，头颅 CT 显示正常，表明当前的行动困难不是由于脑血管疾病造成的。下肢 X-ray 显示下肢右侧腓骨骨折，固定良好。

一问寒热二问汗，老太太，你怕冷吗？

老人家点点头，还补充说，我就喜欢多穿衣服，盖着被子。

我也点点头，这是中医的"畏寒喜暖"，明显有阳虚的表现。

"还有什么问题吗？"我问。

米娅回答道："我妈妈还经常有大小便失禁，如果不排便就大便3日一行。"

哦，肾司二便，还是责之于肾虚。我内心喃喃自语。

我继续问到："胃口如何？"

老太太说："只能说是一般，还特别喜欢睡觉。"

这说明身体虚弱，胃气已经不太好了，而神明也受到了伤害。

以前有什么疾病吗？我看到床头的药盒，顺手拿了起来。

米娅马上打开抽屉，给我拿出一张她写的纸来，哇，记录得真清楚呀。

这张纸上，描述了当前的服药状况（原始记录）：

Medicines	Am	Noon	Pm
Nifedipine	20mg		20mg

Medicines	Am	Noon	Pm
Lasnk	40mg		
Aspirin	75mg		
Glucophage	500mg		500mg
Duracef	500mg		500mg
Cataflam (stop)	50mg		50mg
Insulin Mixtard		10IU	6IU

一边看，米娅一边给我做解释。她妈妈有糖尿病史20年，高血压病史3年。均规律服用药物治疗。

最新的情况如下：2009年7月2日早晨血压136/69mmHg，下午146/56mmHg；2009年7月4日早晨6点，空腹血糖7.4mmol/L，餐后两小时13.3 mmol/L。

问完情况，我看看患者，老太太盖得不少，看看患处，发现下肢有些皮肤发亮，果然，可以按下一个坑。

随手我搭了脉，看了舌头，舌体正常，舌红少苔，脉沉涩，尤其是中焦寸关尺的关部，是典型的涩脉。

根据望闻问切的情况，可以诊断为老年性骨折。但是这个确实没有太大的意义了，对于这个状态，是非常棘手的一个情况。其实无论是骨折，还是卒中，或者老年痴呆，对于状态的分析，都是行动困难，气血不足，肝肾亏虚。在中国，在国外，也都是一样的状态。

肝肾气血不足，气滞血瘀就是当前的辨证。

对于这一类患者，最重要的就是补养肝肾气血，促进新陈代谢，健脾养胃。

于是，我考虑使用经典的金匮肾气丸、八珍汤，再加用活血的丹参，通便活血的大黄，以及白扁豆健脾养胃。

遣方用药

金匮肾气丸和八珍汤加味，具体方药如下：制附子3g，肉桂6g，熟地黄10g，牡丹皮10g，山萸肉10g，山药10g，茯苓10g，泽泻10g，制大黄10g，丹参10g，白扁豆10g。7剂，颗粒剂。

后效评价

随后的几次短信或者电话，我们沟通了老人病情，不得不说是每况愈下，但是服药后，老人感觉浑身发热，并有力气，排便也好了很多。2月后，老人去世了。家属专门来我们的诊室来拜访，告知这个消息，感谢这1个月来的治疗与照顾。

如果是在国内，也许，我们就要积极防范，患者会不会认为是吃了你的药而加速了病情发展，在交流过程中也要积极解释，而国外的思考，让医生更有尊严和思考的空间，而这种医患联盟，更可以触及人性的灵魂深度，让医疗回归本源。

甫寸感悟

从症状分析来看，老人属于中医的"神不使"，就是各个脏器的功能都已经衰竭，无法让药物更好发挥作用了。但肾阳不足的情况，得到了有益的补充，于是，虽然用了补阳的药物，但是肾虚的便秘得到了好转。关于死亡原因，没有确切的答案，猜想可能有骨折后的血栓引起的肺栓塞，或者是糖尿病控制不良出现的多脏器衰竭。

也可以说这是一张无效的处方，开出的时候，我的内心也纠结和焦灼，然而微笑的患者家属打消了我的顾虑。

家属说，生亦何欢，死亦何苦。作为医生，我也知道回天无力。每个人的人生不同。而能在最后的岁月里，缓解身体和心理的痛苦，达到生命质量的提高，这是你们中医学可以做到的。

是啊，能让生命有尊严地离去，就是中医学临终关怀的魅力。

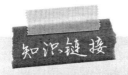

金匮肾气丸	熟地	24g	茯苓	9g	桂枝	3g
	山药	12g	牡丹皮	9g	附子	3g
	山茱萸	12g	泽泻	9g		

　　肾气丸出自《金匮要略》，用之分别治脚气病，虚劳腰痛证，痰饮病，消渴病，妇人转胞证。临床凡辨证为肾阳虚者均可使用。

　　名医陈国权善用经方治疑难杂症，他运用肾气丸有自己的体会。原方中用干地黄而非熟地黄，干地黄和熟地黄寒温之性相异，若误用熟地黄，则必违背张仲景组方原意。即令无干地黄，用生地黄亦可。干地黄用量大而桂、附用量小，《金匮要略》肾气丸中干地黄用量独重，原方载"干地黄8两，……桂枝1两，附子1两（炮）"，干地黄滋肾精，其中施以小量的桂枝、附子，体现了"少火生气""阴中求阳"的配伍法。

大黄活血功效探讨

大黄，在各种《中药学》教材中，均被归到了泻下药章节中，临床常突出其泻下，易忽略大黄活血化瘀功效。名中医姜春华教授认为大黄可下瘀血，凡瘀血滞留之症均可用。如曾治一童子跌后发热不退，用抗生素无效，用下瘀血汤不日热退。又如姜老曾治疗中年男性慢性肝炎血瘀症状明显者，用下瘀血汤及桂枝茯苓丸加减，服用14剂谷丙转氨酶（ALT）即下降至50U以下。

TCM Management for Senile Osteoarthrosis

Surname: M*

Date of Birth: 1928

Chief complaint: The Pain was in the extremities inferior and joints for 4 months.

History of present illness: She complained that she had the pain inside of the leg after the road accident 4 months ago. She can walk on foot, but with pains. She had the arthro edema of the knees for some time, and received the treatment. She feels slight better now. Her consciousness was normal. Her physique and body is thin. She still had the pain in the lower extremities. There was no cutaneous dropsy in the legs. She feels chilly and she likes warm. Her appetite was good and sleep was normal. Her stool was normal, it took once a day; it was not hard and not soft. She gets frequent micturation about 3 times a night. It was thought of age reason. An initial diagnosis of senile osteoporosis or bony spur was made. An X-ray is needed to confirm the diagnosis.

Past medical history: She is not diabetic nor hypertensive.

Laboratory examination: There was nothing abnormal to be found.

Physical examination: There was no cutaneous dropsy in the legs.

TCM examination: Tongue, The body of tongue was normal and red tongue. Tongue coating was less.

Pulse: Chen and Se (Heavy and unsmooth).

Diagnosis: Arthromyodynia (Senile osteoarthrosis).

TCM diagnosis: Asdthenic splenonephro-yang; arthralgia spasm stop thread of thought.

Therapy: Invigorate the kidney and invigorate the spleen; dredge the meridian passage.

Prescription: Jinkui-kidney-QI Pellet and Decoction of Eight Ingredients.

Name of herb in Chinese	Name of herb in English	Name of herb in Latin	Pronoun-ciation in TCM	Weight in gms
附子	Prepared Common Monkshood Daughter Root	*Aconitum carmichaelii* Debx.	Fuzi	3
肉桂	Cassia Bark	*Cinnamomum cassia* Presl	Rougui	6
熟地黄	Rehmannia Root	*Rehmannia glutinosa* Libosch.	Shudihuang	10
牡丹皮	Tree Peony Bark	*Paeonia suffruticosa* Andr.	Mudanpi	10
山萸肉	Common Macrocarpium Fruit	*Cornus officinalis* Sieb.et Zucc.	Shanyurou	10
山药	Common Yam Rhizome/Wingde Yan Rhizome	Dioscorea opposita Thunb.	Shanyao	10
茯苓	Indian Buead	*Poria cocos* (Schw.) Wolf	Fuling	10
泽泻	Oriental Waterplantain Rhizome	*Alisma orientale* (Sam.) Juzep.	Zexie	10
丹参	Danshen Root	*Salvia miltiorrhiza* Bge.	Danshen	10

Name of herb in Chinese	Name of herb in English	Name of herb in Latin	Pronoun-ciation in TCM	Weight in gms
制大黄	Rhubarb	*Rheum palmatum* L.	Zhidahuang	10
白扁豆	White Hyacinth Bean	*Dolichos lablab* L.	Baibiandou	10

7 doses were given to be taken 1 dose per day, oral medication twice a day.

Mugua Wan 3g Twice a day. Strengthen the Kidney and then it can relax and activate the tendons and alleviate pain.

Shenlingbaizhu San 6g Twice a day. Invigorate the spleen and nourishing the stomach.

After 3 days, I called her. She told me that feel better than before.

给当地医生看病
——下背痛中医药治疗的最佳方案

今天我的第一个患者走进来了，是个很有气质的中年男子，很客气地和我握手，门诊的当地医生 Dr Naomi 告诉我，这是我们莫西比利医院急诊科的主任约翰。

我很高兴能通过我的诊疗，和当地本院的医生做个交流和沟通。作为坦桑尼亚最大的国立中央医院，在这里，每一个医生都举足轻重，他们会对本国医学的交流和学术，起着重要的影响作用，也是非洲高素质的人群。通过给他们的诊疗，找到中非医学交流、文化交流的切入点。和当地同行的诊疗交流，促进东西方中西医学的交融。

约翰的问题是腰痛，也就是下背痛，反复发作 1 年多了，昨天开始加重，昨天下班遇到本院眼科主任，正好聊起中坦传统医学中心对她的治疗效果很赞。他也决定来试试。

约翰从1年前开始出现腰背痛反复发作，晨起大小关节活动均不利，僵硬疼痛，手指难以握紧，反复发作，昨日受凉后再次加重。自己在急诊肌肉注射止痛药一次后好转，但是治标不治本。平时还有上肢麻木，肩颈部不适，近1年来记忆力下降，容易忘事，反应迟钝。腰痛和天气变化关系不大，最主要是早晨明显。

交流完这些，我问他："那你平时喜欢吃凉的还是吃热的？"

约翰看我问这个问题，看了我一眼，意思就说，这个跟腰痛有啥关系呢，但他还是老老实实地回答了："喜欢常温食物，纳食可。"

老外对于中医还不是很了解，当然啦，我旁边的Naomi在中国待了5年，还学习了中医，另当别论，对于本土的坦桑尼亚人，还不清楚寒热温凉的概念。而这些，从生活中来的智慧，凝练的辨证要点，需要和老外实景交流。

约翰有胃溃疡病史，时有泛酸，胃灼热，进食豆类可加重，曾服用质子泵抑制剂（proton pump inhibitors，PPIs）奥美拉唑20mg治疗缓解，大小便正常，睡眠一般。

我请约翰趴在床上，我给他做了一个查体。肾区叩击痛阴性，第三、四、五腰椎有压痛，颈椎附近有硬结压痛。

做完之后，约翰告诉我 2008 年 X-ray 示腰椎骨质增生，第三、四腰椎之间椎间盘突出，颈椎病。

让约翰翻身，在床上躺好，我看了他的舌脉，舌体瘦长，舌淡红，苔薄白，脉位中，脉长滑尺弱。

看舌头、摸脉还能看出问题，约翰更有兴趣了。于是乎，我把这些给他做了科普，他越来越有兴趣，希望能去中国，或者派他的学生去中国学习中医。

其实，海外不少医生对中医已经有了很深的了解，希望通过这个门诊，作为窗口，让更多的外国医生，有兴趣来发现中医之美。

治疗开始之前，我给他写了一个诊断：腰椎间盘突出症；骨质增生；颈椎病；类风湿待查。并且建议：检查类风湿相关指标，以明确诊断。他表示理解，并尽快执行。对于中医诊断来说就是腰痛（下背痛）。

根据疼痛的部位，喜欢常温食物，受凉后加重，以及按压疼痛，结合舌脉的情况，中医辨证为肾虚督寒，经脉失濡，痹阻脉络（不荣、不通兼有之）。辨证要点就是肾阳虚，经络不通。所以，重要的就是中医治疗方案，拟治以补肾强督，通经活络，益气养血。

当年在中日友好医院实习的时候，跟随焦树德抄方 2 年，对于腰痛的治疗，可以考虑补肾强督汤加减，这次正好用上。同时在脾胃科跟随唐旭东主任医师学习 3 年，顾护胃气是自始至终要考虑的事情，所以，遣方用药考虑如下。

焦树德补肾强督汤加减（加入香苏饮以护胃），具体方药如下：补骨脂 10g，骨碎补 10g，金狗脊 10g，伸筋草 10g，忍冬藤 10g，淫羊藿 10g，鸡血藤 10g，制香附 10g，紫苏叶 10g，鸡内金 10g，炙甘草 6g，青陈皮各 10g。6 剂，颗粒剂冲服。另：关节止痛贴 2 盒，外用腰部，每次 1 贴，每日 1 次。医嘱：避风寒，加强运动。

一开始用药的效果不是很理想，服用 2 个周大约缓解没有超过 30%，类风湿的检查是阴性。我建议他进行中医的针灸按摩治疗。他很有兴趣地就来尝试。

正确的按摩对于腰痛的治疗是立竿见影的。经过 3 次按摩，迅速得到缓解。同时告诉他一些平时应该注意的内容，争取少发作，或者不发作。

在针灸按摩治疗的同时，我还交给他一套锻炼操，就是著名的《八段锦》，简单有效，而且可以用视频传授给他，通过锻炼自己，来放松腰部肌肉，巩固疗效，预防再发。

腰痛的按摩针灸以及外敷治疗，是中医的优势和特色。按摩主要通过按揉腰部，疏通经络，来缓解肌肉痉挛以及小关节错位等，其他的作为补充。

针灸取穴，首选委中，所谓"腰背委中求"，这是治疗腰痛的要穴。其次，可以选择腰俞、腰阳关，以及阿是穴，并根据当年在中医药大学于天源老师的经验取穴，对腰骶部的特定位置进行疏导和刺激，用较长的针刺激环跳。

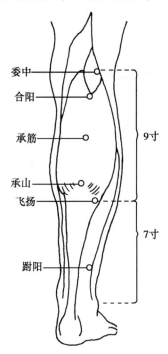

委中　穴位于人体的腘横纹中点，当股二头肌腱与半腱肌肌腱的中间；委中穴在腘窝正中，有腘筋膜，在腓肠肌内，外头之间。

腰俞　当骶骨管裂孔处。

腰阳关　俯卧，在腰部，于后正中线上，第4腰椎棘突下凹陷中取之，约与髂嵴相平。

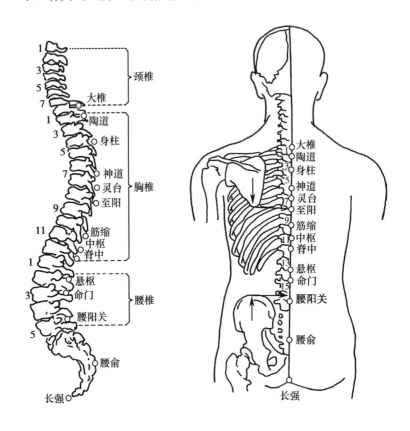

腰痛（下背痛）是国内外常见的疾病，虽然没有器质性
的骨骼病变，但是肌肉的痉挛疲劳以及筋膜的无菌炎症，让

症状缠绕在身体上，确确实实影响到了生活和工作。本例患者坦桑尼亚大叔，我们可以体会到，针灸按摩对于腰痛治疗的效果。尤其是个体化的中医针灸按摩方案对于腰痛的治疗。腰痛包括腰椎间盘突出、腰三横突综合征、腰部的肌肉劳损等疾病。在诊断清楚的情况下，可以运用中医针灸、按摩、拔罐的方法，直达病所。

中医的治疗是一个整体协调的过程，运用治未病的思维，对于腰痛来说，首先是改变生活习惯，不提重物，少坐少站多走，避免受凉。这些都是可以做到的。

治疗方面，以温补手法为主，通过按压，热敷，甚至熥药手段进行温热的输入，疏通经络，缓解疲劳。

腰痛治疗用熥药，其方药组成为经验用药，根据实际临床参考下方：

千年健 100g，路路通 50g，杜仲 30g，艾叶 30g，当归 30g，鸡血藤 30，干姜 30，伸筋草 30，陈皮 30g，炙甘草 30。

操作方法：将上药全部装在一个布袋中，上锅蒸，热了之后用毛巾包裹，敷在病痛处。等熥药凉下来，继续蒸用。反复使用到 30min。

熥药是一个非常好的治疗方法。熥药是自古以来中医的外治法之一，有着悠久的历史和临床价值，类似于西医的外用热敷及红外灯物理治疗方法。而中医的熵药更有特色，可以在辨证的基础上，使用中药导入，除了物理作用之外，还有中药的透皮作用，可以达到舒经活络、活血化瘀的功效，对于寒凝瘀血的疼痛尤其有效，而且安全无害。

其他疾病的选穴和用药可以根据不同的病症来选择，总的选药原则是活血化瘀和通经活络，取穴是邻近组织的穴位为主。

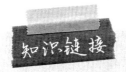

名中医诊治腰痛经验

★　名中医焦树德治疗腰痛（强直性脊柱炎）经验

补肾强督治尪汤：熟地黄 15～20g，淫羊藿 9～12g，金狗脊 30～45g，制附子 9～12g，鹿角胶 10g，续断 12～20g，骨碎补 15～20g，羌活、独活各 10g，桂枝 12～20g，赤芍、白芍各 12g，知母 12～15g，地鳖虫 6～9g，防风 10～12g，麻黄 3～9g，干姜 6～9g，怀牛膝 12～18g，穿山甲

6～9g，制草乌头3～6g，杜仲15g，白僵蚕9g。

本方为名中医焦树德老先生自创经验方，用以治疗强直性脊柱炎（尪痹 - 督脉寒盛证）。

焦老临证加减应用经验：

腰痛显著，加桑寄生30g，杜仲18g，并加重续断、狗脊的用量，且随药嚼服两枚炙胡桃肉。

若项背痛明显，加葛根12～18g，并加重羌活的用量。

若寒盛痛重者，可加重制附子、草乌头的用量，七厘散随汤药冲服。

若身体拘挛，脊背发僵，可加片姜黄9～12g，白僵蚕12g，生薏苡仁30～40g，苍耳子6～9g。

若腰脊僵硬如石者，可再加急性子3～5g。

若舌苔厚腻者可减少熟地黄，去鹿角胶，加鹿角霜10g，砂仁3～5g，苍术6～9g。

若脾虚不运，脘胀纳呆者，可去熟地黄，加陈皮10～12g，焦麦芽10～12g，焦神曲10～12g，或加千年健12～15g。

若有低热或药后咽痛口干，便干口渴者，去干姜，减少桂枝，附子用量，加黄柏 12～15g，（须黄酒浸 3～4h，捞出来入汤药同煎，取朱丹溪"潜行散"之意），生地黄 15～20g，地骨皮 10～12g，秦艽 12～20g。

若骨质受损严重，关节僵化，已成"尻以代踵，脊以代头"之势者，则可加透骨草 20g，寻骨风 15g，自然铜（醋淬，先煎）6～9g，用其代替虎骨以强骨祛风。

对于病程缠绵，久而不愈，痰湿重者，可加白芥子 6～9g 以化顽痰，搜风邪，苍耳子 6～9g 辛通窜透以引药入骨。

髋关节活动受限，两腿屈伸不利者，加伸筋草 30g，生薏苡仁 30g，泽兰 12～18g，威灵仙 15g。

★ **名老中医罗才贵针刺八髎穴治腰痛**

名老中医罗才贵临床常用针刺"八髎穴"，行指搓，指捻行针手法的特色疗法治疗腰痛，操作时间短，针效持续时间长，疗效显著。罗老认为，取效的关键在于对取穴、针刺角度及针刺深度的准确把握。如曾治疗中老年男性腰椎间盘突出症所致腰痛，取八髎穴，辅助以肾俞、命门、腰阳关，施以指搓，捻行针手法，初次治疗后症状减轻，治疗5次后腰骶部不适及左下肢麻木即明显缓解。

★ **名老中医路绍祖头针配合体针治腰痛**

全国名老中医路绍祖擅长用针灸治疗各种临床疾病，对腰痛的治疗，临症选用头针，循经选用体针，善用经外奇穴，必要时辅以拔罐法以增强疗效。并强调在临床治疗时首先要辨证论治，不仅包括中医方面的"望闻问切"，还要考虑到西医发病原理，病因，分期等。临床常用的穴位也不是一定都要取，根据不同证型选择不同的主穴及配穴才是精髓。

★ **名中医刘柏龄推摞揉捻挑刺法治腰痛**

名中医刘柏龄教授创推摞揉捻挑刺法治疗第3腰椎横突综合征所致腰痛，疗效甚好。首先，用右手掌根按摩患者的腰部，以第三腰椎为中心，以松解腰部的紧张肌肉。先施行分推法和摞法，再施行揉、捻法，最后施行按摩法。在以上手法施行完毕的基础上，用三棱针挑刺第3腰椎横突纤维性硬结处，以挑破表皮，挑断部分肌纤维为度。每周1次，最多3次。

刘老强调，对急性患者应理筋为主，手法宜轻，以免造成新的组织损伤；慢性患者应以弹拨分筋为主且以较重手法施治，但应以患者能耐受为度。

TCM Management for Lumbar Dorsal Pain.

Name: O*

Birth date: 1950

Sex: male

Chief complaint: There is recurrent attacks lumbar dorsal pain for 1 year.

He complained that he had the lumbar dorsal pain recurrent attacks for the past one year. He had muscle cramps every morning. It was worse yesterday. After taking pain killer injection (Diclophenac 75mg), he was feeling better. He has parasthesia of lower extremities as well as shoulder and neck. He had noted to have a poor memory. He likes to take the room temperature drinks and food. His appetite was normal. But he has the illness of gastric ulcer. Sometimes he feels the burning sensation in his stomach. It gets worse after taking the bean. After the PUD treatment Capsules Omeprazole 20mg OD, the symptoms usually subsides.

Get normal bowels. The sleep was normal.

Physical examination: The percussion tenderness over kidney region was negative; there was tenderness on the lumbar vertebra L4 L5.

Laboratory examination: 2008 year, X-ray showed there were osteophytes on the lumbar vertebra. And there was lumbar disc protrusion between L3 and L4.

TCM examination: Tongue, The body of tongue was lanky and red with white coating tongue.

Pulse: Huan and CHI Ruo (Slide and Chi-pulse being weak).

Diagnosis: The lumbar vertebral disc protrusion; cervical syndrome; rheumatoid?

TCM diagnosis: Low Back Pain (asthenia of both yin and yang; stagnation of QI and blood may bring about pain).

Therapy: Invigorate the kidney Yin and Yang;

Prescription: Bushen Qiangdu Tang

Name of herb in Chinese	Name of herb in English	Name of herb in Latin	Pronounciation in TCM	Weight in gms
补骨脂	Malaytea Scurfpea Fruit	*Psoralea corylifolia* L.	Buguzhi	10
骨碎补	Fortune's Drynaria Rhizome	*Drynaria fortunei* (Kunze) J. Sm.	Gusuibu	10
金狗脊	East Asian Tree Fern Rhizome	*Cibotium barometz* (L.) J.Sm.	Jingouji	10
伸筋草	Common Clubmoss Herb	*Lycopodium japonicum* Thunb.	Shenjincao	10
忍冬藤	Japanese Honeysuckle Stem	*Lonicera japonica* Thunb.	Rendongteng	10
淫羊藿	Epimedium Herb	*Epimedium brevicornu* Maxim.	Yinyanghuo	10
鸡血藤	Suberect Spatholobus Stem	*Spatholobus suberectus* Dunn	Jixueteng	10
制香附	Nutgrass Galingale Rhizome	*Cyperus rotundus* L.	Zhixiangfu	10
紫苏叶	Perilla Leaf	*Perilla frutescens* (L.) Britt.	Zisuye	10
鸡内金	Chicken's Gizzard-membrane	*Gallus gallus domesticus* Brisson	Jineijin	10

Name of herb in Chinese	Name of herb in English	Name of herb in Latin	Pronoun-ciation in TCM	Weight in gms
陈皮	Tangerine Peel	*Citrus reticulata* Blanco	Chenpi	10
炙甘草	Liquoric Root	*Glycyrrhiza uralensis* Fisch.	Zhigancao	6

6 doses were given, 1 dose per day, orally taken twice a day.

Advice for the patient: Diet .Pay much attention to the food you take each time.

1. Take a king's breakfast, having as many different kinds of food as you can; rich man's lunch, having as much as you can; bagger's dinner; that is taking as little as you can. The right time to have breakfast: 8:00a.m.; right time to have lunch: before 1:00p.m.; right time to have dinner: 7:00p.m.

2. It is better for you to take light exercises.

3. Take a test for Rheumatoid arthritis. There was nothing to see serious, but we need to take the test, just to be certain.

Massage for 2 weeks.

身材超棒的印度辣妈
——例印度甲状腺炎患者的中西医诊治

这位印度辣妈真不容易，带着 3 个孩子闯天下，每次来门诊都是风风火火的，动作麻利，但是语言却温柔。在我诊治的当地人中，留下了深刻的印象。

辣妈身材很棒，面容姣好，要不是带着 3 个孩子，真看不出来，已经为人母，印度人的眼窝比较深，辣妈也不例外，但是来的时候，我发现，眼窝深真是很美，而辣妈的眼睛和别人稍有不同，比别人要显得大。

今年 36 岁的凯瑟琳眼睛很美很大，我觉得这个可能是所有印度人的特点，她来的第一天就显示了和别人的不同，动作麻利，略显急躁。

她的主要问题是，心慌并且容易发火 3 年余。凯瑟琳一说话就显得有些激动，她说，经常心慌，一阵阵出汗，而且特别容易发火。

看起来还蛮温柔的呀，我鼓励她，她笑一下，接着说，经过当地 Aga Khan 医院诊治，诊断为甲亢，后经过他巴唑治疗，查甲状腺功能 TSH 5.53 μU/ml（0.49～4.67），血象检查无异常，目前饭量较多而体重减轻，喜冷饮，睡眠较浅，平素大便溏薄，容易腹泻，有卵巢囊肿病史，盗汗，手足心热。末次月经是 10 月 14～17 日。

说话期间，我发现，她激动的时候，眼睛会睁得更大，确实眼睛稍有凸出了。

我请她坐好，然后走到她身后，触摸了一下她的甲状腺。手感确实增大，对比一下 2008 年 10 月 14 日 Aga Khan 医院的 B 超：示右侧 40mm×16mm，左侧 40mm×15mm。

看一下您的舌头，张嘴，啊——

舌体瘦小，舌淡干，苔白，脉弦滑。

从各种征象来看，诊断甲状腺炎毫无疑问，很可能是甲亢服药后变成的甲减。

中医角度分析，急躁易怒，肝郁明显，病久及肾，肝肾阴虚出现盗汗和心慌，喜冷饮，都是阴气不足表现，而大便溏泄属于脾阳虚的范畴，从一个人身上，出现了两种矛盾的状态，也是临床非常常见的，既有肝肾阴虚，又有脾肾阳虚，寒热错杂，和甲状腺炎的特点有关，也和本人的中医体质有关。望诊很重要，印度人的眼窝深，是一个特征，容易掩盖眼睛的表现，对于她来说，甲亢的凸眼，和国内的就很不相同。

我给她的辨证为肝血虚，肝郁肾虚，脾阳不足，寒热错杂。

以滋阴疏肝、补肾健脾、阴阳双调为治疗法则。

根据这个情况，我选用了滋阴疏肝为主，寒热平调的一贯煎合半夏泻心汤，具体方药如下：熟地 10g，沙参 10g，当归 10g，枸杞子 10g，麦冬 10g，川楝子 10g，半夏 10g，厚朴 10g，黄连 6g，白术 10g，炒谷麦芽各 10g，鳖甲 10g，炙甘草 10g。6 剂，免煎中药冲服，每日 1 剂，早晚饭后半小时服用。

当然，治疗这个疾病，还需要平时注意平静心情，加强运动，清淡饮食。

和辣妈聊了很久，因为后来，我问她一句，有什么忧愁和郁闷的事情吗？凯瑟琳忽然沉默了。

忽然沉默，是一个扭转的枢机，在中医问诊过程中，起着重要的作用，说明说到了她内心的郁结点，我们需要的是倾听，在最后给予灌顶的提醒。

凯瑟琳滔滔不绝抱怨她的老公什么都不管，这和我的推测如出一辙，但是这个世界很多时候就是这样不公平，寻找内心的快乐，才是最重要的。

打开泪水的闸门，凯瑟琳嘤嘤地哭起来，这个泪水包含着郁结的内心，得到了释放，说明我们治疗，在心理按摩上起到了作用。

让患者哭泣，是一种治疗，作为很要强的印度辣妈，内心的郁结如果不打开，很难恢复身体的状态，而情绪的释放，是中医情志治疗的重要内容。

复诊 2008 年 10 月 28 日：吃药后未出现心慌，心情好转，睡眠转好，大便也恢复正常，当前为排卵期，舌体瘦小，舌红苔白，脉滑。

由于效果良好，我们效不更方，继服上方 6 剂。

三诊 2008 年 11 月 4 日：服上方继续好转，纳食可，二便调，心率 72 次 / 分，继续服用上方调理。

后效评价

经过一段时间的调理，2008 年 12 月 2 日 Aga Khan 医院复查甲状腺功能，已经恢复正常，（化验单比较见后），

B 超 示 右 侧 38.5mm × 15.2mm × 14.4mm， 左 侧 4.83cm ×
1.46cm × 1.43cm，较前减小。各项症状得到了有效的缓解。
后期的随访也没有再复发。

甲状腺炎是一个免疫性的自限性疾病，而在没有恢复之
前的状态时，或是中医的肝阳上亢，或肝肾阴虚，或脾肺气
虚的表现。这是一例典型的患者，有一个特征就是甲亢的凸
眼，由于印度人的眼窝比较深，容易受到这方面的误导，应
该考虑这方面的因素。

本患者在甲亢之后变成了甲减，后期表现出了肝肾阴虚
的状态，用了滋补肝肾、寒热平调的方法，通过中医辨证治
疗恢复，使用一贯煎合半夏泻心汤，滋补肝肾之阴，疏肝健
脾，寒热平调。在中医辨证时，需要清晰自己头脑的脉络，
如何把握这个患者中医思维下的状态才是最最关键的。

一般来说，甲亢的状态是肝阳上亢，随后的甲减就是肝
肾阴虚，再一段时间往往是肺脾气虚，而在第 2 到第 3 阶段
之间还会出现寒热错杂的局面。

《伤寒论》曰："观其脉证，知犯何逆，随证治之。"

把握患者的病机和当前的状态是最重要的。根据不同的

状态，结合甲状腺功能检查以及 B 超的结果，用中医的思维做最终的决策。

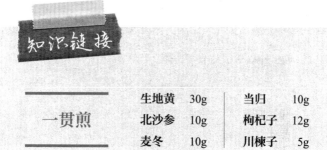

知识链接

一贯煎	生地黄	30g	当归	10g
	北沙参	10g	枸杞子	12g
	麦冬	10g	川楝子	5g

一贯煎出自《续名医类案》（一说出自《柳州医话》），是治疗阴虚肝郁的代表方剂。临床凡辨证为肝肾阴虚、肝气不舒者均可应用。

1. **肝硬化**　名医金洪元临床喜用一贯煎治疗肝硬化。认为川楝子有苦寒伤阴之弊，且现代药理证明其有明确的肝毒性，故代之以香附、郁金。化裁后的基本方：北沙参、郁金、鸡内金、生麦芽、丹参、茵陈各12g，麦冬、枸杞子、炒白术、枳实、黄精各9g，赤芍、白芍、香附各10g，陈皮6g。

2. **慢性肾脏病**　名医邵朝弟临床善用一贯煎治

疗慢性肾脏病，可改善症状，减缓疾病发展。邵老在多年的临床探索与实践中总结出临床运用一贯煎的用方要点为一者口干，二者大便干结，三者胁肋不适，此三者任一者再加上舌边红苔少有裂纹，脉弦细数，即可选用一贯煎为主方，再根据患者症状随症加味，所加药物必求精简，既能治疗兼症，又不与主方相悖。

3. **偏头痛** 名中医赵和平老师临证长于治肝，应用一贯煎治疗内伤杂病。赵老临证常根据病情进行加减：阴亏较甚者，加龟甲、西洋参、女贞子、旱莲草；口苦而燥者，加黄连、玄参；大便秘结者，加瓜蒌仁、莱菔子、生何首乌；虚热多汗者，加地骨皮、桑叶；痰多者，加浙贝母、天竺黄；舌红而干者，加桑椹、女贞子、石斛；腹痛者，加白芍、甘草、延胡索、小茴香；胁痛者，加佛手、合欢皮；胃脘痛者，加百合、乌药；头痛者，加全蝎、蜈蚣、蝉蜕、土鳖虫等。

TCM Treatment for Hyperthyroidism.

Hyperthyroidism is an endocrine system disorder disease where by Free T3 &T4 are usually elevated and thyroid stimulating hormone (TSH) is low. The disorder is more common in young females than in males. The common symptoms are palpitations, irritability, and good appetite but get loss of weight. Below is a case that received treatment at MNH TCM Clinic.

21st Oct 2008 attended TCM for the first time; 36 years old female.

She complained of being irritable and frequently gets palpitations for the past 3 years. She noted weight loss, in spite of increased intake of food. She experienced shallow sleep. She used to get soft stool usually 3 times a day. She feared heat and liked taking cold drinks. LMP: 14th ~ 17th Oct. She refused using tapazole prescribed by doctors at Nairobi Hospital and opted for TCM.

Physical examination: HR 72/min. The thyroid gland was palpable when she is swallowing.

TCM examination: Tongue: thin and small, red and white coated tongue.

Pulse: Xianhua (like chord and slide).

Laboratory examination: TSH 5.53μm/ml (high); normal range (0.49 ~ 4.67). The full Blood picture test was normal.

Diagnosis: Hyperthyroidism

TCM diagnosis: stagnation of liver-QI and renal deficiency; hypoactivity of Spleen -YANG.

Therapy: disperse the depressed liver-energy; invigorate the kidney; invigorate the spleen

Prescription: Yiguan jian and Banxia Xiexintang.

Name of herb in Chinese	Name of herb in English	Name of herb in Latin	Pronoun-ciation in TCM	Weight in gms
熟地黄	Rehmannia Root	*Rehmannia glutinosa* Libosch.	Shudihuang	20
沙参	Ladybell Root	*Glehnia littoralis* Fr. *Schmidt* ex Miq.	Shashen	10
当归	Chinese Angelica	*Angelica sinensis* (Oliv.) Diels	Danggui	15
枸杞子	Barbary Wolfberry Fruit	*Lycium barbarum* L.	Gouqizi	10
麦冬	Dwarf Lilyturf Tuber	*Ophiopogon japonicus* (Thunb.) Ker-Gawl.	Maidong	10
川楝子	Szechwan Chinaberry Fruit	*Melia toosendan* Sleb. et Zucc.	Chuanlianzi	10
半夏	Pinellia Tuber	*Pinellia ternata* (Thunb.) Breit.	Banxia	10
厚朴	Officinal Magnolia Bark	*Magnolia officinalis* Rehd. et Wils.	Houpo	10
黄连	Golden Thread	*Coptis chinensis* Franch.	Huanglian	6

Name of herb in Chinese	Name of herb in English	Name of herb in Latin	Pronoun-ciation in TCM	Weight in gms
白术	Largehead Atractylodes Rhizome	*Atractylodes macrocephala* Koldz.	Baizhu	15
麦芽	Malt	*Hordeum vulgare* L.	Maiya	10
谷芽	Rice-grain Sprout	*Setaria italica* (L.) Beauv.	Guya	10
鳖甲	Turtle Shell	*Trionyx sinensis* Wiegmann	Biejia	10
炙甘草	Liquoric Root	*Glycyrrhiza uralensis* Fisch.	Zhigancao	6

6 doses, take orally twice a day.

28th Oct 2008 second visit.

After taking the above medicine, she started feeling better than before. Had noted to be less irritable and palpitations had decreased. Sleeping was very well and stool was normalizing.

Tongue: Still had coated tongue and pulse was the same as last time.

Prescription: continue last medicine.

4th Nov 2008 third visit

She felt better, so she continued with the same herbal medicine as before until the visit in December with blood test results.

3rd December 2008

The thyroid gland has decreased in size and the Free T3 and Free T4 and TSH were normal! The results figures:

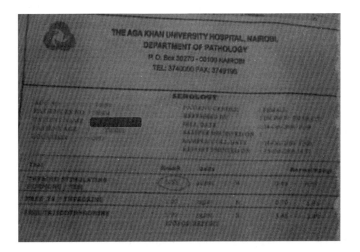

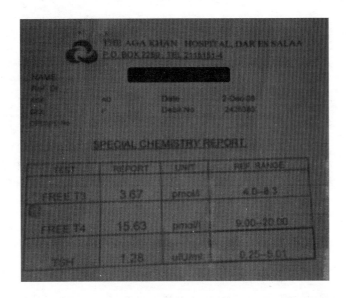

	FreeT3	FreeT4	TSH	Right lobe measures	Left lobe measures
Before treatment	1.9 Pg/ml (1.45 ~ 3.48)	1.0 Ng/ml (0.70 ~ 1.85)	5.53 μ m/ml (0.49 ~ 4.67) ↑ (high)	40mm × 16mm	40mm × 15mm
After treatment	3.67pmol/L (4.0 ~ 8.3)	15.63 pmol/L (9.0 ~ 20.0)	1.28uIU/ml (0.25 ~ 5.01)	38.5mm × 15.2mm × 14.4mm	48.3mm × 14.6mm × 14.3mm

非洲父子哮喘为哪般？
——中医药治疗三例不同阶段哮喘患者的比较

哮喘患者扎堆来，也是坦桑尼亚的诊疗特点，因为口口相传，风靡世界的不变真理。所以，自从治好了几个患者，于是就来了一大批。哮喘的发作在非洲出奇的多，也许是和气候相关，也许是饮食，或许是我们还不知道的原因……三例患者的年龄都不大，而非洲哮喘的原因，在我看来，竟然是阳虚，且看这 3 位患者。

甫寸诊疗过程

这 3 位患者的效果都很好，其中有一对父子，还有 1 个发作严重的小患者从急诊转到我们这里来的。这个发病显示，还是以年轻人多见，而且具有遗传倾向。舌脉来看，乍一看，偏红，仔细看来，确实淡红为主，因为肤色的对比，让我们的眼睛好像蒙上了一层纱。刚开始的问诊，反映出来的都是怕冷，而舌象我一开始理解的偏红，不知是真热假寒，还是舍脉从症。直到有一天，同样的舌色，当一名黑人患者和黄种人同时伸舌的时候，你会发现，其实颜色差不多，而是肤色的衬托惹的祸。

1964 年出生的约瑟夫，来门诊的时候不是发作期，他说，他的哮喘已经 5 年多了，反复发作。小时候就有，曾服用找当地传统医生，也就是老坦医，服用当地草药治疗好转，近 5 年发作后再次服用罔效，发作之前鼻咽作痒，与天气变化有关，阴天易发作，花粉刺激易发作，还有焚烧塑料的味道也能诱发。发作时有泡沫痰，平时喜欢吃热的食物，眠可，大便偏干，2 日一行。

无论发作与否，哮喘的患者，必须要进行听诊的检查。今天可喜可贺，肺部听诊呼吸音清，未闻及哮鸣音。

于是进入中医单元。舌淡偏干苔白，脉沉取偏滑。

根据病史和检查，诊断明确，哮喘－缓解期。

中医辨证为敏感体质，风痰寒束肺。

刚来非洲的时候，考虑天气炎热，火多，很多处方加用滋阴药物，效果并不理想。后来，逐渐明白，天气虽然热，但是人的生长周期和阴阳都有关系，太快的生长，反而阳气跟不上，会出现阳虚的病症。例如，门诊中，经常会感触到，虽然天气炎热，一些患者确实手脚冰凉，在前任队员的经验，也告诉我们，不少患者是虚胖，阳气不足而出现的病症。

从本例约瑟夫的舌脉和症状来看，确实，阳气也是不足，于是制定了治疗原则为温阳泻肺，降气疏肝。使用处方以偏于温阳为主，方用射干麻黄汤，三子养亲汤和过敏煎加减，具体方药如下：射干 6g，炙麻黄 6g，苏子 10g，莱菔子 10g，白芥子 10g，半夏 6g，厚朴 10g，柴胡 6g，乌梅 10g，防风 10g，葶苈子 10g，炙甘草 3g。6 剂免煎中药，冲服，每日 1 剂，早晚饭后半小时服用。

医嘱：尽量避免过敏原，尤其是不要闻到塑料燃烧的味道，这个味道应该是化学气体，启动了身体的免疫应答，归根到底，是自己的体质不够好。免疫太过于着急应答了。

复诊 2008 年 10 月 16 日：约瑟夫服上方未出现哮喘，偶有痰，白色易咯出，此次诉及平时有胃灼热感觉。舌淡苔白，脉沉滑。根据症状改变，已经排痰，上方去三子养亲汤，加黄连 6g，吴茱萸 6g，海螵蛸 10g，继续服用 6 剂。随后的两周，做个简单的调整。

三诊 2008 年 10 月 24 日：（其妻代诉）服上方未出现哮喘，胃灼热消失。上方去黄连、吴茱萸，继续服用 6 剂。

四诊 2008 年 10 月 31 日：服上方未出现哮喘，未出现胃灼热。去海螵蛸，继续服用 6 剂后停药。

一共来了四次，在此期间，没有发作，后来再有机会来门诊也追问情况，发作次数明显减少，发作的程度也大大减轻。

治疗的同时，也给他的儿子进行了治疗。

2008 年 10 月 7 日父子俩同时来的，约瑟夫说完自己的情况，又介绍了他儿子的病史，小约瑟夫哮喘反复发作 8 年余。曾出现缺氧昏迷，服用西药治疗后可好转，估计是激素类。平时易于在凌晨 2 到 5 点发作，发作之前鼻咽作痒，有家族史，说到这里，约瑟夫耸耸肩，很明显，这是个显而易见的无奈。和父亲一样，小约瑟夫易受天气变化影响，阴天易发作，花粉刺激易发作，还有焚烧塑料的味道。喜运动，但运动后易发作，发作时有泡沫痰，平时喜欢吃热的食物，眠可，大便量少，2 日一行。

我给小约瑟夫听听肺部，没有发作，但是可闻及肺底部呼气相哮鸣音，看看舌头和脉象，舌淡苔白黄，脉滑数。同样，本例诊断为哮喘 - 缓解期。但是，小儿一般受寒，很少会表现为寒证，从舌苔脉象以及听诊，已经有热象，刚才说的身体生长不足导致的阳气不足，但是在小孩子身上，还反映不出来。所以，小孩子偏热的体质有不少。中医辨证为敏感体质，痰热阻肺，治疗原则为宣肺清热化痰，选用射干麻黄汤加味，具体方药如下：射干 6，炙麻黄 6g，紫苏子 10g，杏仁 10g，鱼腥草 10g，浙贝母 10g，牛蒡子 10g，前胡 10g，乌梅 10g，厚朴 10g，炙甘草 3g。6 剂免煎中药，冲服，每日一剂，早晚饭后半小时服用。

和父亲的诊疗的时间一致。

复诊 2008 年 10 月 16 日：小约瑟夫没有来，父亲说，服上方出现哮喘一次，是在外边玩耍时，运动后诱发，我考虑泻肺平喘，上方去鱼腥草、前胡、乌梅，加葶苈子 10g，白芥子 10g。继续服用 6 剂。

三诊 2008 年 10 月 24 日：（其母代诉）服上方出现哮喘一次，受寒后诱发，考虑化痰泻肺平喘，上方去白芥子，加半夏 6g。继续服用 6 剂。

四诊 2008 年 10 月 31 日：服上方未出现哮喘，服用上方 6 剂后，停药。随后哮喘发作次数明显减少，间断服药治疗。

2008 年 10 月 17 日正是门诊日，正当我看完前面的患者，打算叫号的时候，门一下子被撞开了，护士急切地说，急诊有一个哮喘发作的患者，总是反反复复地发作，好像是约瑟夫的邻居，想看看咱们的门诊。正说着，安德雷就进来了，哮喘正在发作，张口抬肩。他有 8 年的哮喘病史，服用西药治疗后可好转，花粉刺激易发作，其他的都好，眠可，二便调。我赶紧拿起听诊器，听诊双肺满布哮鸣音，而舌脉是舌淡苔白，脉沉滑。

我看了他的病历上的诊断为哮喘－急性发作期，我觉得这个是没问题的。然后又补充了中医的辨证，风寒束肺，痰湿壅滞。

对于这种情况，中医叫作急则治其标，以肃肺降气为主。

方用射干麻黄汤加味，具体方药如下：射干6g，炙麻黄6g，紫苏子10g，半夏6g，前胡10g，紫菀10g，厚朴10g，炒麦芽10g，鸡内金10g，炙甘草3g。6剂免煎中药，冲服，每日1剂，早晚饭后半小时服用，现在马上服用1剂。

复诊2008年10月23日：哮喘已经平复，本周未发作，无咳嗽流涕，纳食可，二便调，查心肺听诊未见异常，舌淡苔白，脉滑。于是，中医的治疗采用哮喘缓解期的原则，缓则治其本，健脾益肺（标本兼治）。处方：射干6g，炙麻黄6g，紫苏子10g，半夏6g，葶苈子10g，茯苓10g，白术10g，党参10g，枳实10g，鸡内金10g，炙甘草3g。6剂免煎中药冲服，每日1剂，早晚饭后半小时服用。

三诊2008年10月30日：服上方哮喘未发作，出现咳嗽，左下肺可闻及散在哮鸣音，继续服用上方调理，14天后痊愈。

在坦桑尼亚的哮喘，无论急性期，还是缓解期，根据当时的状态严格中医辨证，可以收到较好的疗效。主要的治疗原则急性期是肃肺降气平喘，缓解期考虑健脾益肺，标本兼治。

对于望诊，寒热的判断以舌色为先，黑种人的舌色乍一看比较红，这也迷惑了初来乍到的我，从舌象红推断的热，与症状问诊表现出来的寒，有所冲突，而直到后来才明白，看舌象的假象，在祛除肤色影响对比的影响下，其实舌象也表现出来的是寒象。不同的人种有不同的望诊要点。

历史关于哮病的论述颇多，虚实、急缓、痰湿、寒热、肺脾，这五个词是诊治哮病，中医辨证病机的关键。不同的排列组合，构成了不同的诊疗方案。急性期的哮喘发作，往往是实证，有痰，或寒或热，病位必然主要在肺，主要是宣肺平喘降气的方法，射干麻黄汤、三子养亲汤、麻杏二三汤（麻黄、杏仁、二陈汤、三子养亲汤）加减，葶苈大枣泻肺汤也可以酌情使用，缓急期特点是虚证为主，有痰或者无痰，寒热不一定，往往兼有脾虚的症状，可以用参苓白术散和上述的一些方剂。根据当时有没有哮鸣音，考虑是否加入清热化痰的药物。一般哮喘都和敏感体质有关，可以根据情况加入过敏煎，大部分可以得到比较好的效果。

如果简单来说，所有的哮喘，所有的时期都可以使用麻杏二三汤，而根据辨证要素的不同，决定药物的剂量，来调控整个处方，当年在焦树德名老中医抄方的时候，学习的体会，咳嗽和哮喘基本都是这个方子，而使用的剂量不同，以及不同的加减，决定寒热虚实的应对。

和国内的区别在于，虽然当地比较热，但是怕冷的人还是很多，所用药物以偏热性为主。考虑原因是，非洲的炎热，促使人体新陈代谢加快，生长并不完全。《内经》云："阴精所奉其人寿。"一颗在东北冰天雪地生长的树木一定很结实，而热带雨林的树木往往外强中干，所以，在这个非洲热土，补阳反而是更重要的。这一点在哮喘的治疗上，以及其他疾病的治疗上，也在得到不断的验证。

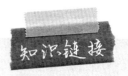

麻杏二三汤

　　麻杏二三汤出自焦树德教授《临床用药十讲》，由麻黄、杏仁、炒莱菔子、炒苏子、炒白芥子、半夏、陈皮、茯苓、炙甘草等组成，为焦老自创经验方，治疗老年人慢性支气管炎咳喘，痰多者。为了容易记忆，取名为"麻杏二三汤"（"二"是二陈汤，"三"是三子汤，即旧名三子养亲汤）。

　　焦老临证加减应用经验：舌苔厚腻，大便干者，加熟大黄、槟榔、瓜蒌；呼气较困难者，加枳壳、桔梗、前胡；吸气较困难者，加磁石、沉香；咳嗽较重者，加紫菀、枇杷叶、贝母；咳痰清稀而凉者，可加干姜、细辛、五味子。

名中医诊治哮喘效验方

1. 程尚述经验方—加味过敏煎（自拟方）

方药组成：柴胡 10g，防风 10g，炙麻黄 5g，杏仁 10g，乌梅 10g，五味子 8g，蝉蜕 10g，干地龙 10g，炙枇杷叶 10g，鱼腥草 15g，甘草 6g。

本方为名医程尚述自拟经验方，治疗咳嗽变异性哮喘。风寒袭肺，肺失宣肃者，加荆芥 10g，桂枝 5g；风邪犯肺，痰湿内蕴者，加陈皮 10g，姜半夏 10g；风邪犯肺，阴虚血燥者，加麦冬 10g，百合 10g；风邪犯肺，肺肾亏虚者，加山药 30g，胡桃肉 10g。

2. 名医邵经明经验——三穴五针火罐法

取穴：三穴即为肺俞，大椎，风门。起针后用 5 号火罐拔于大椎和肺俞之间。

这是名医邵经明自创的治疗哮喘的一套针灸疗法。外感配合谷、列缺，痰壅气逆配天突、膻中，痰多配中脘、足三里，虚喘配肾俞、关元、太溪，素日咳嗽配尺泽、太渊。三个主穴以直刺为主，得气为度。发作期每日针治1次，若喘已停止，可隔日针治1次，10次为1个疗程，疗程之间休息3~5天。痰湿体质者，手法多补少泻，深刺留针。病久年高体弱者，手法用补法，长留针，针后加灸。

TCM Treatment for
Asthma

Bronchial asthma is known to be associated with allergies found in the environment. These allergens include change of weather, dust, pollens and the like that causing constriction of the bronchus which results to difficult in breathing (wheezy chest). It is a heredity problem in many cases. The TCM treatment nature for asthma is divided into the acute stage and recovery stage and whether the patient fear cold or heat as this will guide the treatment approach. In fact TCM treatment is more holistic as the asthmatic that has bacterial infection or allergy as a precipitating factor is treated differently as will be seen below.

Acute stage: Lungs full of wheezes, struggling for air.

Name of herb in Chinese	Name of herb in English	Name of herb in Latin	Pronoun-ciation in TCM	Weight in gms
射干	Blackberrykiky Rhizome	*Belamcanda chinensis* (L.) DC.	Shegan	10
炙麻黄	Ephedra Herb	*Ephedra sinica* Stapf	Zhima-huang	6
紫苏子	Perilla Fruit	*Perilla frutescens* (L.) Britt.	Zisuzi	10
半夏	Pinellia Tuber	*Pinellia ternata* (Thunb.) Breit.	Banxia	6
陈皮	Tangerine Peel	*Citrus reticulata* Blanco	Chenpi	10
白芥子	White Mustard Seed	*Sinapis alba* L.	Baijiezi	10
莱菔子	Radish Seed	*Raphanus sativus* L.	Laifuzi	10
葶苈子	Pepperweed Seed/ Tansymustard Seed	*Lepidium apetalum* Willd.	Tinglizi	10
厚朴	Official Magnolia Bark	*Magnolia officinalis* Rehd.et Wils.	Houpo	6

Name of herb in Chinese	Name of herb in English	Name of herb in Latin	Pronoun-ciation in TCM	Weight in gms
甘草	Liquoric Root	*Glycyrrhiza uralensis* Fisch.	Gancao	3

Recovery or stable stage

Name of herb in Chinese	Name of herb in English	Name of herb in Latin	Pronoun-ciation in TCM	Weight in gms
射干	Blackberrykiky Rhizome	*Belamcanda chinensis* (L.) DC.	Shegan	10
炙麻黄	Ephedra Herb	*Ephedra sinica* Stapf	Zhima-huang	6
紫苏子	Perilla Fruit	*Perilla frutescens* (L.) Britt.	Zisuzi	10
半夏	Pinellia Tuber	*Pinellia ternata* (Thunb.) Breit.	Banxia	6
陈皮	Tangerine Peel	*Citrus reticulata* Blanco	Chenpi	10
枳实	Immature Bitter Orange	*Citrus aurantium* L.	Zhishi	10

Name of herb in Chinese	Name of herb in English	Name of herb in Latin	Pronoun-ciation in TCM	Weight in gms
茯苓	Indian Buead	*Poria cocos* (Schw.) Wolf	Fuling	10
白术	Largehead Atractylodes Rhizome	*Atractylodes macrocephala* Koldz.	Baizhu	10
党参	Pilose Asiabell Root/Moderate Asiabell Root/ Szechwon Tangshen Root	*Codonopsis pilosula* (Franch.) Nannf.	Dangshen	10
甘草	Liquoric Root	*Glycyrrhiza uralensis* Fisch.	Gancao	3

If the patients have multiple allergies, add the following medicine:

Name of herb in Chinese	Name of herb in English	Name of herb in Latin	Pronoun-ciation in TCM	Weight in gms
柴胡	Chinese Thorowax Root/Red Thorowax Root	*Bupleurum chinense* DC.	Chaihu	6

Name of herb in Chinese	Name of herb in English	Name of herb in Latin	Pronounciation in TCM	Weight in gms
防风	Divaricate Saposhnikovia Root	*Saposhnikovia divaricata* (Turcz.) Schischk.	Fangfeng	10
乌梅	Dark Plum fruit	*Prunus mume* (Sieb.) Sieb.et Zucc.	Wumei	10
陈皮	Tangerine Peel	*Citrus reticulata* Blanco	Chenpi	6
甘草	Liquoric Root	*Glycyrrhiza uralensis* Fisch.	Gancao	3

If the patients have rales (crepitations), add the following medicine:

Name of herb in Chinese	Name of herb in English	Name of herb in Latin	Pronounciation in TCM	Weight in gms
金银花	Honeysuckle Flower	*Lonicera japonica* Thunb.	Jinyinhua	10
鱼腥草	Heartleaf Houttuynia Herb	*Houttuynia cordata* Thunb.	Yuxingcao	10

Name of herb in Chinese	Name of herb in English	Name of herb in Latin	Pronoun-ciation in TCM	Weight in gms
浙贝母	Thunberg Fritillary Bulb	*Fritillaria thunbergii* Miq.	Zhebeimu	10
桔梗	Platycodon Root	*Platycodon grandiflorum* (Jacq.) A.DC.	Jiegeng	10

头痛可以医头，脚痛不能治脚
——中医药治疗痛风（代谢综合征）

这名患者的特征就是肚子太大啦，如果让他站直了，低头根本看不到自己的脚面，很明显是肥胖的问题，而他不仅仅是肥胖的问题了，还有饮食的不合理。非洲人的生活，我来之前想象不到，以为很多是面黄肌瘦，实际上恰恰相反，肥头大耳占多数。

和他们吃过几次饭，就明白了，非洲坦桑尼亚人，中午也许就吃几个花生米，一片面包，而到了晚上的正餐，那可是甩开腮帮子吃。另外，正餐一般是晚上 8 点钟开始，吃的酒足饭饱，也许就快十点啦，爽了，就睡了。

日复一日，就形成了坦桑尼亚肚子和众多的代谢疾病。

艾蒙今年 48 岁，第一次来到诊室的时候是坐着轮椅进来的。扶着他进来的是我们的老朋友蒙波夫——来自坦桑尼亚空军基地的上校。艾蒙是他的弟弟。

艾蒙的问题在于足趾疼痛起包 1 月余。

我当即看一下，轻轻碰触的时候，他疼地直咧嘴。好吧，那我大概就知道了，看看他的肚子，就基本上明白啦。化验报告显示：尿酸升高 611mmol/L（200～500 mmol/L），在 Aga Khan 医院诊为痛风，平时特别爱吃海鲜、啤酒、羊肉，在 Aga Khan 医院诊治，效果不明显，希望中医诊治。主要是他哥哥的痛风在我这里得到了有效的缓解，所以，也希望能得到中国医生的灵丹妙药。平素喜吃热的食物，有腰酸腿软的症状，纳食可，二便调。舌脉显示，舌淡苔薄白，脉沉弦。

根据情况，我们诊断为痛风，当前以气滞血瘀、脾肾不足为主。辨证温肾健脾，益气活血。考虑到患者久嗜海鲜啤酒，脾胃湿热熏蒸，饮食晚上吃得多，吃完就睡，对脾胃功能造成了打击，形成了气滞血瘀的局面，以方定亚名老中医的经验用方四妙勇安汤为主进行化裁。

遣方用药

1. 内服方

四妙勇安汤加味：补骨脂 10g，骨碎补 10g，杜仲 10g，玄参 10g，金银花 10g，当归 10g，炙甘草 3g，茯苓 10g，枳实 6g，白术 10g，生薏苡仁 10g。14 剂免煎中药，冲服，每日 1 剂，早晚饭后半小时服用。

2. 外洗方

活血方：伸筋草 30g，威灵仙 30g，莪术 20g，三棱 20g，元胡 20g，茜草 30g，络石藤 30g。中草药煎汤泡脚外洗，每次 30min。

这里的医嘱非常重要，禁服啤酒、海鲜、羊肉，清淡饮食，加强运动。

复诊 2008 年 8 月 26 日：服上方诸症减轻，已经不用拐杖。舌脉同前，加陈皮 6g。继续服用 14 剂。

三诊 2008 年 9 月 9 日：患者欣喜告知，诸症平复，尿酸已恢复正常值之内。

痛风是饮食规律不佳，饮食导致的疾病，这是对痛风的基本认识。对于非洲坦桑尼亚肚子，把不规律饮食发挥到了极致，中午不吃饭，少吃饭，晚上胡吃海塞，吃完了就睡觉，造成了很多非洲人其实营养并不好，却形成了肥胖。是一种消化不良的肥胖，由此也产生了代谢疾病。

但我时常在思考一个问题，和你对桌，吃得一样的多，甚至比你还吃得多的人，为什么不得痛风，为什么天天喝酒吃肉的人不得高脂血症，偏偏是不长喝酒吃肉的人会得呢？

内经云："出入废则神机化灭，升降息则气力孤危。"翻译成现代语言就是四个字，新陈代谢。

是的，对于这一类代谢性疾病，如痛风、血脂异常、糖尿病，确实和饮食有关，但最重要的核心是你自己的代谢能力不足，没有把嘌呤，把血脂，把血糖代谢掉，和你吃得一样的人，甚至吃得比你多的人，人家有能力代谢这些东西，就不会让这些本身是营养物质的内容沉积，而是保持了身体的稳态，自我调控能力。

当然，保持饮食规律很重要，更重要的是恢复自身自我调控能力，恢复自己的新陈代谢力，这个能力从哪里来？中医认为核心是脾阳的运化。所以温补脾阳是治疗这些疾病的核心，以恢复自身能力为核心，通过各种方式来恢复脾阳，是治疗的根本。

本例患者使用了温补肾阳和活血的两个方式，脾为后天之本，肾为先天之本，补先天以滋养后天，而活血是中医直接促进新陈代谢的最重要的方法，通过活血，促进气血运行，去瘀生新。目的就是促进新陈代谢，气血运行，以温脾阳为核心，审证求因，辨证论治。

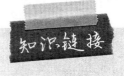

知识链接

四妙勇安汤	金银花	90g	当归	60g
	玄参	90g	甘草	30g

四妙勇安汤出自《验方新编·卷二》，初为"头角太阳生疮"及"手脚指头生疮"而设，清热解毒，活血养血，通络止痛。

1. 风湿类疾病 名中医冯兴华教授临床亦擅用

四妙勇安汤治疗风湿病。临证见热毒甚，加连翘、蒲公英或合用五味消毒饮，甚则加石膏、寒水石；痰湿内阻伴明显气滞，加柴胡、枳壳、陈皮、半夏、薏苡仁；湿热互结，加黄连、黄芩、苍术、厚朴、防风；水湿内停，合用五苓散、车前子；伤阴较重，加山茱萸、女贞子、墨旱莲、麦冬、北沙参；痰瘀日久成结，加天花粉、浙贝母、夏枯草、山慈菇、牡蛎。

2. 周围血管疾病 名医汤坤标临床善于运用四妙勇安汤加味治疗髂股静脉血栓形成，基础方：金银花、玄参各30g，川芎、当归、大黄各10g。临证随加减，如见发热者，加黄芩、连翘各10g；肿胀显著者，加薏米30g，防己、木通各10g；痛甚者，加元胡、木香各15g；病变后期，加黄芪30g，党参15g。上方水煎服，每日1剂。如曾用四妙勇安汤加味配合阿司匹林，复方丹参注射液治疗中老年患者术后髂股经脉血栓形成1例，5天后双下肢肿胀，疼痛显著好转。

名中医诊治痛风效验方

1. 名老中医房定亚经验方——痛风方

方药组成：葛根30g，马齿苋30g，金钱草30g，海金沙12g（包煎），萆薢20g，豨莶草30g，威灵仙20g，土茯苓20g，滑石10g（包煎），车前子30g（包煎）。此为房老自拟具有明显降尿酸作用的专方。

2. 名老中医路志正经验方——三妙散加味

方药组成：炒苍术、炒白术各12g，黄柏10g，生薏苡仁、炒薏苡仁各30g，炒杏仁9g，藿香12g，金雀根30g，萆薢15g，土茯苓15g，虎杖15g，蚕沙15g（包煎），炒防风12g，炒防己15g，益母草30g，车前草15g，泽泻10g，鸡血藤15g，青风藤12g。

本方为名医路志正教授治疗痛风常用基础方。临证加减，脾虚加五爪龙、黄芪、太子参益气健脾祛湿；肾气不足者，加川续断、桑寄生、杜仲；小便不畅者，加金钱草、通草、六一散；胃脘胀满，纳食欠馨者，加藿香梗、紫苏梗、厚朴花、焦三仙（焦麦芽、焦山楂、焦神曲，下同）、五谷虫；湿浊热毒较甚者，加炒枳实、大黄；痰瘀阻络，患处皮色较黯者，加山慈菇、穿山甲珠、地龙。

3. 名医孙维峰经验方——清热除痹汤

方药组成：寻骨风 15g，穿破石 30g，青风藤 30g，苍术 15g，知母 15g。

本方为名医孙维峰自拟经验方，治疗痛风急性发作（痹证，湿热痹阻证）。辨证要点主症为关节疼痛突然发作，多发于半夜，而且疼痛剧烈难忍，痛处关节发热或感觉发热，或关节屈伸不利，或晨僵；次症表现为口渴，汗出，小便黄，大便干，舌质红，苔黄厚腻，脉滑数或弦滑。主症次症结合，即可诊断。

TCM Treatment for
Gout

Gout is an immunological disorder caused by high levels of uric acid. It is associated with taking a lot of mutton and sea foods like lobsters, shrimps, crabs etc. In some it is a heredity problem. The main symptoms are severe toe pains.This is caused by a uric acid stone formed at the toe and this can be seen in an X- Ray .If the uric acid level is high ,the diagnosis is confirmed. The pains can be aggravated by alcohol intake.

Below is a case treated at the TCM clinic here at MNH:

12th Aug 2008 attended TCM for the first time; 48 years old Male.

Chief complaint: The pain of the left big toe for one month.

He complained of having the pain of the left big toe for one month. He received the treatment at the Aga Khan hospital. It was diagnosed as gout. After had received some treatments, he didn't feel better. So he opted for TCM. The main complains were fear of cold and likes taking hot drinks. Have a back pain sometimes. His appetite and sleep was normal. His urine and stool was normal too.

Physical examination: There was a severe pain on the palpating the left big toe.

TCM examination: Tongue: red with white coating tongue.

Pulse: Chenxian (like sinking and slide)

Laboratory examination: (UA) Uric acid 611mmol/L (200-500mmol/L) (high);

Diagnosis: Gout

TCM diagnosis: renal deficiency and blood stasis

Therapy: warm the kidney and invigorate the spleen; benefit vital energy and promote blood flow.

Prescription: (1) Simiao Yong'an Tang

Name of herb in Chinese	Name of herb in English	Name of herb in Latin	Pronoun-ciation in TCM	Weight in gms
补骨脂	Malaytea Scurfpea Fruit	*Psoralea corylifolia* L.	Buguzhi	10

Name of herb in Chinese	Name of herb in English	Name of herb in Latin	Pronoun-ciation in TCM	Weight in gms
骨碎补	Fortune's Drynaria Rhizome	*Drynaria fortunei* (Kunze) J. Sm.	Gusuibu	10
杜仲	Eucommia Bark	*Eucommia ulmoides* Oliv.	Duzhong	10
玄参	Figwort Root	*Scrophularia ningpoensis* Hemsl.	Xuanshen	10
金银花	Honeysuckle Flower	*Lonicera japonica* Thunb.	Jinyinhua	10
当归	Chinese Angelica	*Angelica sinensis* (Oliv.) Diels	Danggui	10
茯苓	Indian Buead	*Poria cocos* (Schw.) Wolf	Fuling	10
枳实	Immature Bitter Orange	*Citrus aurantium* L.	Zhishi	6
白术	Largehead Atractylodes Rhizome	*Atractylodes macrocephala* Koldz.	Baizhu	10
生薏苡仁	Coix Seed	*Coix lacryma-jobi* L.var.*ma-yuen* (Roman.) Stapf	Shengyi-yiren	10
炙甘草	Liquoric Root	*Glycyrrhiza uralensis* Fisch.	Zhigancao	6

14 doses given. 1 dose per day taken orally twice a day.

(2) Waixihuoxue Fang (External use by soaking the limb)

Name of herb in Chinese	Name of herb in English	Name of herb in Latin	Pronoun-ciation in TCM	Weight in gms
伸筋草	Common Clubmoss Herb	*Lycopodium japonicum* Thunb.	Shenjincao	30
威灵仙	Clematis Root	*Clematis chinensis* Osbeck	Weilingxian	30
莪术	Zedoary	*Curcuma phaeocaulis* Val.	Ezhu	20
三棱	Common Burreed Rhizome	*Sparganium stoloniferum* Buch.-Ham.	Sanleng	20
延胡索	Rhizoma corydalis	*Corydalis yanhusno* W.T. Wang	Yanhusuo	20
茜草	India Madder Root	*Rubia cordifolia* L.	Qiancao	30
络石藤	Chinese Starjasmine Stem	*Trachelospermum jasminoides* (Lindl.) Lem.	Luoshiteng	30

14 doses were given. This is for foot soaking once a day, more

than 30 minutes a time.

Advice for the patient: Prohibit alcohol taking, sea food and mutton.

26th August 2008. The second visit.

After taking the above medicine, he started feeling better than before. He can walk without a walking stick.

Tongue: still had coated tongue and pulse was the same as last time.

Prescription: continue last medicine.

9th September 2008 third visit.

After taking the above medicine, he started feeling better than before. And the uric acid became normal as it is 297mmol/L. (Previous result was 611mmol/L and the normal range 200-500mmol/L).

越活血，越止血
——活血法治疗月经过多

非洲女性也是劳动人民的特质，她们的特点就是吃苦耐劳，而对于中国人的坐月子，却是不太注重，当然，各国人民的女性，除了中国人，其他的都不坐月子，也不会得什么疾病，其实不然，这也要看个人的体质。中国有很多人也不坐月子，没问题，一些外国人女性，不坐月子，也会留下某些疾病的病根，更科学的方法，就是中医认为的因人而异。

甫寸诊疗过程

2009年4月23日，门诊那欧米医生介绍了一个患者来，是看月子病的。我还奇怪，国外也有月子病吗？在中国待过5年的那欧米说，我觉得应该就是月子病，不信你问问。

艾思婷的问题是月经过多 2 年余，而出现这个月经过多的时间就是 2 年前生过小孩子之后。当年她 39 岁，觉得身体不错，生小孩也是第三胎，没有太注意，恰好赶上工作劳累。当坐完这个奔忙的月子之后，月经来的就特别多，持续时间还特别长。

艾思婷也没有太注意，没当回事，没想到月月如此，半年后经过西药治疗，口服避孕药，制造人工周期，效果不明显，求之于中医门诊。

现在带经时间 10 天，月经周期缩短，大约提前 5 天，所以，几乎 1 个月经周期，一半时间需要处理月经的问题。

一般是要问期色量质，月经颜色怎样？

艾思婷说，月经色深有血块，平素喜欢热饮，育有一男，无其他不适，纳食可，二便调，眠可。

我和她明确了一下月经情况，16 岁初潮，周期 23 天左右，带经 10 天，末次月经（LMP）4 月 20 日开始，现在刚好是月经期。

看了舌，按了脉，舌暗红苔薄白，舌体有齿痕，脉涩弦。我有了自己的考虑。

诊断：月经过多。

辨证：脾虚血瘀（月经提前并有血块）。

治疗：月经期活血，月经后期健脾养血补肾。

处方1：月经期服用（活血为主）棱术四物汤，具体方药为当归10g，川芎10g，三棱10g，莪术10g，赤芍10g，熟地黄10g，五灵脂10g，炒麦芽10g。3剂，从今日开始服用。

处方2：月经后期服用（健脾养血补肾），具体方药为熟地黄10g，淫羊藿10g，贯众炭10g，荆芥炭10g，骨碎补10g，鸡血藤10g，薏苡仁10g，阿胶10g，白术10g，炒麦芽10g。5剂，从3日后开始服用。

复诊2009年4月30日：服用处方1后，第2日即血止，无血块，症状好转，可认为瘀血阻于胞宫，导致月经过多及先期，无其他不适。舌脉同前，继续服用处方2一周。以利用月经自身周期，健脾养血补肾，恢复子宫机能。

再经过1个周期的治疗而痊愈。

甫寸感悟

这是一例月经过多的患者，但是使用了活血的方法，曾经听过老师讲课说，月经过多，甚至崩漏都可以使用活血的方法，重要的在于辨证。这里的月经过多，不是血热妄行，而是瘀血阻于胞宫所导致的血行于脉外，去瘀生新，月经血归于静脉，反而可以减少月经量。也在临床见过前辈用过，所以自信一点，在月经期，顺应自身。

坐不坐月子，一直有争论，从非洲妇女的疾病来看，也有外国人不注重产后月子的事情而导致的疾病。所以，坐月子，需要根据自己的情况和体质来决定，而不是根据国籍。

用活血的方法，止血了，看似不可思议，却蕴含着更深的中医道理，治病求于根本，而不在表征。也就是说"见热莫清热，见血勿止血，见痰不化痰"这些道理，是来源于临证。我们也时常听说"甘温除大热"的传奇。就是在 ICU 住了很多天全身脏器衰竭的患者，虽然发热，但实际上是身体已经羸弱到极点，如古人云："大实有羸状，至虚有盛候"。发热似乎是一个实证，但虚到一定时候，也会出现发热。

《黄帝内经》云："通因通用，塞因塞用。"活血法治疗月经过多，就是"通因通用"的典型代表。而老年人的便秘，用补肾健脾来治疗，就是"塞因塞用"的代表。

胆大心细，才能梳理辨证要素。做到准确判断病情。

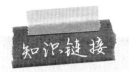

名中医治血临证经验

★ **名老中医杨秉秀序贯疗法调理月经经验**

名老中医杨秉秀认为中医学"肾-天癸-冲任-胞宫"系统与西医学"下丘脑-垂体-卵巢-子宫"环路具有相似的调节作用，将月经周期分为卵泡期、排卵期、黄体期、月经期4个时期用药，创制了系列调周方药，通过补肾滋阴、补肾活血、补肾助阳、活血调经的方法，阶段性，周期性，序贯式用药，燮理阴阳平衡，以建立规律的月经周期。

月经期 月经期治宜理气活血调经，因势利导，引经下行，使子宫内膜充分剥脱，去旧布新。选方以加味四物汤加减，桃仁、红花、当归、熟地黄、川芎、赤芍、丹参、川牛膝、益母草、泽兰、鸡血藤、香附、乌药，于月经前3天开始服用，一般服用5~7剂。

卵泡期 卵泡期以滋肾健脾、益气养血、调理冲任为主，使肾阴逐渐滋长，促使内膜修复，滋养卵泡，为排卵创造必要的物质基础。选方以促卵泡方加减而成，黄芪、党参、当归、熟地黄、川芎、白芍、山药、女贞子、旱莲草、枸杞子、桑寄生、菟丝子、阿胶、续断、鹿角霜、砂仁、佛手，于经净后开始用药，连服 5~7 天。

排卵期 排卵期在益肾填精培元的基础上酌加理气活血通络药，促其排卵。选方以助孕方加减，柴胡、白芍、菟丝子、茺蔚子、紫河车、砂仁、甘草，于排卵前 3 天开始用药，连服 5 天。

黄体期 黄体期治疗重点是顺其阳长之势，资其阳长之源，使气血旺盛，促进黄体成熟，为下一次月经来潮或胎孕做好准备。选方以促黄体方加减，黄芪、党参、山药、茯苓、女贞子、旱莲草、枸杞子、阿胶、制首乌、鹿角霜、淫羊藿、丹参、鸡血藤、佛手、乌药、甘草，于月经周期第 18~20 天开始服用，连服 10~12 天。

★ 国医大师夏桂成教授序贯疗法调理月经经验

国医大师夏桂成教授临床将月经周期分为 5

期：行经期，经后期，经间排卵期，经前期，经前后半期。不同时期予以不同治疗大法，以太极阴阳双鱼图为总体框架，分层精密论治，结合五脏关系从血中调补肾之阴阳，以归芍地黄汤为基本方结合"3，5，7"奇数律或"2，4，6，8"偶数律调理月经周期。行经期以活血调经为治疗大法，重在祛瘀，取"除旧布新"之义。经后期因血、阴、精恢复和增长的需要，以滋阴养血为治疗大法。经间排卵期以补肾活血，重在促新治疗大法，促使卵泡破裂，卵子从卵巢排出。经前期以补肾助阳，扶助阳长为治疗大法，助阳而致重阳，促进孕育，为排泄月经做准备。经前后半期，因"重阳必阴""经前期以理气为先"，治疗以助阳理气，补理兼施为原则。

★ 名医姜春华活血化瘀十八法

名医姜春华教授对于临床擅用活血化瘀法治疗疾病，拟定了活血化瘀十八法：活血清热法，活血解毒法，活血益气法，活血补血法，活血养阴法，活血助阳法，活血理气法，活血攻下法，活血凉血法，活血止血法，活血开窍法，活血利水法，活血化痰法，活血通络法，活血祛风法，活血软坚法，活血攻坚法，活血祛寒法。完整地归纳了活血化瘀的辨证运用。如姜老认为，凡瘀血证而见贫血者，症见眩晕，面色萎黄，舌淡，唇淡，脉软无力，若单用活血化瘀，症状较难改善，采用补血活血法可望提高疗效，药用丹参、当归、熟地黄、川芎、桃仁、牛膝、鸡血藤、赤芍、白芍、肉桂、阿胶、何首乌、枸杞子、鳖甲等。

TCM Treatment Pattern for Menstrual Disorders

The TCM treatment follow the physiological pattern of menstrual cycle of the women as we understand the uterus and the ovaries functions are guided by the hormonal levels in the body. Doctors in TCM follow these patterns in treating patients and also depend on the investigation parameters. Most women with menstrual disorders have fertilization difficulties and thus by regulating and balancing the body female hormonal functions can promote fertilization. Below is the basic treatment pattern; but each patient is treated as an individual with specific additions.

TCM Treatment pattern for menstrual disorders

Period	Menstrual period	After menstrual period	ovulation period	Post ovulation
Concrete time	1 ~ 3day	4 ~ 11day	12 ~ 14day	15 ~ 28day

Period	Menstrual period	After menstrual period	ovulation period	Post ovulation
Condition in TCM	Excretion without storage	YIN promoting the growth of matter	Yin and yang mixture	Yang promoting the growth of matter
Therapeutic principle	Promoting blood flow	Nourishing the yin of liver and invigorate the yin of kidney and enrich the blood	Warming yang and promote ovulating	Invigorate the kidney and invigorate the spleen and enrich the blood
TCM medicine	1. Taohongsiwu -Tang	2. Zishuiqinggan -Yin	3. Culuan -Tang	4. Lianggu -Tang

1. Taohongsiwu Tang

Name of herb in Chinese	Name of herb in English	Name of herb in Latin	Pronoun-ciation in TCM	Weight in gms
桃仁	Peach Seed	*Prunus persica* (L.) Batsch	Taoren	10
红花	Safflower	*Carthamus tinctorius* L.	Honghua	10
熟地黄	Rehmannia Root	*Rehmannia glutinosa* Libosch.	Shudi-huang	20

Name of herb in Chinese	Name of herb in English	Name of herb in Latin	Pronoun-ciation in TCM	Weight in gms
白芍	White Paeony Root	*Paeonia lactiflora* Pall.	Baishao	15
当归	Chinese Angelica	*Angelica sinensis* (Oliv.) Diels	Danggui	15
川芎	Szechuan Lovage Rhizome	*Ligusticum chuanxiong* Hort.	Chuanxiong	10
三棱	Common Burreed Rhizome	*Sparganium stoloniferum* Buch.-Ham.	Sanleng	10
莪术	Zedoary	*Curcuma phaeocaulis* Val.	Ezhu	10

2. Zishuiqinggan Yin

Name of herb in Chinese	Name of herb in English	Name of herb in Latin	Pronoun-ciation in TCM	Weight in gms
熟地黄	Rehmannia Root	*Rehmannia glutinosa* Libosch.	Shu dihuang	24
山萸肉	Common Macrocarpium Fruit	*Cornus officinalis* Sieb.et Zucc.	Shanzhuyu	12

Name of herb in Chinese	Name of herb in English	Name of herb in Latin	Pronoun-ciation in TCM	Weight in gms
山药	Common Yam Rhizome/Wingde Yan Rhizome	*Dioscorea opposita* Thunb.	Shanyao	12
牡丹皮	Tree Peony Bark	*Paeonia suffruticosa* Andr.	Mudanpi	9
茯苓	Indian Buead	*Poria cocos* (Schw.) Wolf	Fuling	9
泽泻	Oriental Waterplantain Rhizome	*Alisma orientale* (Sam.) Juzep.	Zexie	9
柴胡	Chinese Thorowax Root/ Red Thorowax Root	*Bupleurum chinense* DC.	Chaihu	10
白术	Largehead Atractylodes Rhizome	*Atractylodes macrocephala* Koldz.	Baizhu	15
白芍	White Paeony Root	*Paeonia lactiflora* Pall.	Baishao	12
当归	Chinese Angelica	*Angelica sinensis* (Oliv.) Diels	Danggui	12

Name of herb in Chinese	Name of herb in English	Name of herb in Latin	Pronounciation in TCM	Weight in gms
淫羊藿	Epimedium Herb	*Epimedium brevicornu* Maxim.	Yinyanghuo	10
炙甘草	Liquoric Root	*Glycyrrhiza uralensis* Fisch.	Zhigancao	6

3. Culuan Tang

Name of herb in Chinese	Name of herb in English	Name of herb in Latin	Pronounciation in TCM	Weight in gms
丹参	Danshen Root	*Salvia miltiorrhiza* Bge.	Danshen	15
羌活	Incised Notopterygium Rhizome/Forbes Notopterygium Rhizome	*Notopterygium incisum* Ting ex H. T. Chang	Qianghuo	10
玫瑰花	Rose	*Rosa rugosa* Thunb.	Meiguihua	10
何首乌	Tuber Fleeceflower Root	*Polygonum multiflorum* Thunb.	Heshouwu	15

Name of herb in Chinese	Name of herb in English	Name of herb in Latin	Pronoun-ciation in TCM	Weight in gms
当归	Chinese Angelica	*Angelica sinensis* (Oliv.) Diels	Danggui	12
党参	Pilose Asiabell Root/Moderate Asiabell Root/ Szechwon Tangshen Root	*Codonopsis pilosula* (Franch.) Nannf.	Dangshen	12
益母草	Motherwort Herb	*Leonurus japonicus* Houtt.	Yimucao	15
枸杞子	Barbary Wolfberry Fruit	*Lycium barbarum* L.	Gouqizi	12
肉桂	Cassia Bark	*Cinnamomum cassia* Presl	Rougui	6
淫羊藿	Epimedium Herb	*Epimedium brevicornu* Maxim.	Yinyanghuo	10
川芎	Szechuan Lovage Rhizome	*Ligusticum chuanxiong* Hort.	Chuanxiong	9
炙甘草	Liquoric Root	*Glycyrrhiza uralensis* Fisch.	Zhigancao	6

4. Lianggu Tang

Name of herb in Chinese	Name of herb in English	Name of herb in Latin	Pronounciation in TCM	Weight in gms
仙茅	Common Curculigo Rhizome	*Curculigo orchioides* Gaertn.	Xianmao	15
淫羊藿	Epimedium Herb	*Epimedium brevicornu* Maxim.	Yinyanghuo	10
熟地黄	Rehmannia Root	*Rehmannia glutinosa* Libosch.	Shudihuang	15
当归	Chinese Angelica	*Angelica sinensis* (Oliv.) Diels	Danggui	12
枸杞子	Barbary Wolfberry Fruit	*Lycium barbarum* L.	Gouqizi	12
覆盆子	Palmleaf Raspberry Fruit	*Rubus chingii* Hu	Fupenzi	12
菟丝子	South Dodder Seed/Chinese Dodder Seed	*Cuscutae chinensis* Lam.	Tusizi	12
何首乌	Tuber Fleece flower Root	*Polygonum multiflorum* Thunb.	Heshouwu	15
补骨脂	Malaytea Scurfpea Fruit	*Psoralea corylifolia* L.	Buguzhi	12

Name of herb in Chinese	Name of herb in English	Name of herb in Latin	Pronoun-ciation in TCM	Weight in gms
鸡血藤	Suberect Spatholobus Stem	*Spatholobus suberectus* Dunn	Jixueteng	12
炙甘草	Liquoric Root	*Glycyrrhiza uralensis* Fisch.	Zhigancao	6

我最胖的坦桑尼亚患者

——肥胖症（痰湿证）的中医药治疗 3 例

肥胖也有营养不良，这个是非洲的特色，很多人看起来挺胖，实际上，却不壮实。这是坦桑尼亚的饮食结构不健康以及饮食的时间不合理导致的。中午吃得太少，晚上吃的太晚、太多，这"三太"不改变，也很难奏效。

甫寸诊疗过程

这 3 位胖患者问题不同，疾病不同，但是关键因素一致。

第 1 位，安德列，中年男性，形体肥胖，发现脖颈处硬结 6 年余。6 年前开始发现脖颈处有硬结，不痛，位于右侧肩颈部，触之表面光滑，呈梭形，大约 2cm×4cm，推之不移，曾经过外科诊治，建议手术治疗，患者要求首先尝试保守治疗。同时，患者伴有膝关节疼痛 8 个月，喜冷饮，膝关节疼痛和天气无关。下肢皮疹，时而瘙痒，固定不移，呈黑色样变。形体肥胖，体重 129kg。胃口极佳，二便调，睡眠好，无其他不适。

每年体检，实验室检查都正常。看了他的舌脉，舌体正常，舌淡红，苔白厚，脉位中，脉沉滑。

这么胖，各个脏器上的脂肪必然很多，我建议查血脂以及肝，肾功能。

对于诊断，首先是肥胖症，然后可能是脂肪瘤。中医诊断为痰核。

辨证为脾虚痰湿证。湿聚痰凝为痰核，流注下肢为膝关节痛，发于肌肤为皮肤湿疹，由于体重太大，膝盖疼痛在所难免。治疗原则为健脾祛湿，壮骨补肾，活血软坚散结，选用健脾除湿薏苡仁汤加减。处方：薏苡仁 20g，苍术 10g，黄柏 10g，生龙骨、生牡蛎各 30g，海藻 10g，昆布 10g，桃仁 10g，红花 10g，桑寄生 10g，肉桂 6g，炒麦芽 10g。5 剂颗粒剂，冲服，每日 2 次。另予壮骨关节丸 2 盒，每次6g，1 天 2 次；湿毒膏 3 盒，外用。医嘱，症状缓解后必须减肥。

复诊 2009 年 8 月 21 日：服上方诸症好转减轻，舌脉同前。效不更方。

三诊 2009 年 9 月 4 日: 肝肾功及血脂回报, UA 0.47 (H), 血脂各项均高, 肝功能稍高于正常, 考虑脂肪肝及痛风的诊断, 建议全面降脂减肥治疗。舌脉同前, 纳眠佳, 大便 2～3 日一行。处方: 薏苡仁 20g, 苍术 10g, 黄柏 10g, 生龙骨、生牡蛎各 30g, 海藻 10g, 昆布 10g, 泽泻 10g, 炒麦芽 10g。另予三黄片 3 盒, 每次 6 片, 1 天 2 次; 壮骨关节丸 1 盒, 每次 6g, 1 天 2 次; 湿毒膏 3 盒, 外用。

在中药治疗基础上, 制定饮食食谱, 进行节食治疗, 并增加运动。

治疗后症状减轻, 痰核减小, 但是体重还是没有减轻太多。

第 2 位肥胖的是位年近半百的大妈安娜, 2009 年 9 月 4 日初诊。

和安德列类似, 主要问题是四肢散在皮内硬结此起彼伏 7 年余。安娜形体肥胖, 体重在 110kg 以上, 从 7 年前开始出现皮内硬结, 此起彼伏, 位于四肢肘及踝关节处, 消退后则皮肤变成黑色, 曾经过多方治疗, 使用各种抗生素, 未收到效果。目前有 4 个地方, 分别位于右肘关节及双踝关节处, 约 2cm×3cm 椭圆形, 扁状, 质硬, 推之可稍移动, 表面光滑, 时有肿胀疼痛。纳食一般, 便秘, 3 天一次大便,睡眠一般，容易着急生气。

给她做了查体：如上描述——皮内硬结，分别位于右肘关节及双踝关节处，约 2cm×3cm 椭圆形，扁状，质硬，推之可稍移动，表面光滑。

体检各项均正常，看舌脉，舌体正常，舌淡红，苔白润，脉位偏内，脉沉滑。还是建议查血脂生化指标，并在外科诊治，以明确诊断。

当前的诊断和安德列类似，多发性脂肪瘤待查，以及肥胖症。中医诊断为痰核。

考虑安娜和安德列的不同，安德列主要是下焦湿困，而安娜胃口并不好，中焦湿困明显，辨证为痰湿久郁，发于中焦，侵淫肌肤。治疗原则为湿郁发之，兼健脾利湿，并软坚散结，选用五苓散和二陈汤加味。处方：猪苓 10g，茯苓 10g，泽泻 10g，白术 10g，桂枝 5g，半夏 10g，陈皮 10g，海藻 10g，昆布 10g，制南星 10g，炒谷芽 10g，生大黄 6g。6 剂颗粒剂，每日 1 剂，冲服。

医嘱保持良好心态，规律饮食，加强锻炼，减体重。

话说，减体重太难了，第 2 位患者勉强体重减少到了 100kg，症状明显好转，发作的频率和次数大幅度减少了。

第 3 位患者是我见到的最胖的患者，体重高达 135kg，58 岁的坦桑尼亚退休公务员，玛丽。

她的症状涵盖了湿气重，这个中医征候典型的症状。头痛，小便短少发黄3年余，形体肥胖130kg，膝关节疼痛，遇冷及潮湿天气加重，平素喜欢热食，易疲劳。体检查胸片示右心室扩大，心电图正常，肝肾功能大部分正常，血常规正常，尿液常规示脓细胞40个，血压170/120mmHg，大便2次/日。

舌脉舌干红，苔厚腻，脉沉。

患者是典型的痰湿困脾，具体的状态如下表所示：

病名	状态	病因	病机	治法
高血压	170/120mmHg		上蒙清窍	健脾利湿
尿路感染	脓细胞40个		湿浊下注	健脾利湿清热
肥胖症	体重130kg	痰湿困脾	湿浊停着	健脾利湿
关节炎	疼痛遇潮冷加重		寒湿下注	健脾利湿温阳

治疗以健脾利湿为根本方法，选用经典的二陈汤和苓桂术甘汤为底方：半夏12g，陈皮12g，车前子20g，茯苓18g，桂枝6g，丹参15g，白术25g，益母草15g，猪苓12g，大腹皮12g，炙甘草10g。6剂颗粒剂，每日1剂，水煎服。

同时必须进行减肥治疗。玛丽频频点头，但是她也很犯怅，怎么减体重呢？

服药1个周后，尽管体重还没有下来，患者感觉很好，小便已经清澈，其他症状正在缓解，于是上方继续服用2个周调理。

所以这么多的症状，最核心的就是痰湿困脾，由于痰湿困脾太严重了，所以出现了上蒙清窍，寒湿下注，湿浊留注四肢。痰湿上蒙清窍出现头痛，湿浊下注到尿路，出现尿路感染，下注到关节，出现膝关节疼痛，湿浊停着，形体肥胖应该以健脾利湿为核心方法。而治疗这么多的症状，就用了一个方法。这4种疾病使用的是中医的一个治疗原则，健脾利湿。这就是异病同治。

这一天患者不太多，我给她详细讲述了异病同治的道理，并且跟他说，你这个是一个问题，玛丽深以为然，那这个问题，怎么解决呢？怎么从自身来健脾利湿呢？

我笑笑，给她介绍了我的解决问题的秘诀——

甫寸感悟

坦桑尼亚的肥胖患者很多，并且肥胖症的患者往往身体上总是长出一些硬结，我们称之为"痰核"。肥胖与他们的饮食习惯有关，大部分吃饭很晚，而且晚饭吃得很多。减肥不仅仅是吃药的事情，更重要的是制订一套可行的方案，并且能够让他们执行。

肥胖带来很多的问题，对全身的器官都是一种打击，而身体上的"痰核"仅仅是一个外在的表现。

第一，关注饮食，做到"皇帝早餐，富人午餐，乞丐晚餐"，早晨吃的丰富，中午要吃的比较多，晚上少吃一点，即"早晨要吃好，中午要吃饱，晚上要吃少"，并且，早饭最好在 8 点以前，午饭在 1 点之前，晚饭在 7 点之前。

第二要加强运动，每周运动 3 次以上，隔日运动，每次 40min，作自己喜欢的运动，至少要出汗。

第三，使用中西医结合的疗法，中医认为，肥胖往往是痰湿困脾，需要健脾利湿，一般使用二陈汤加减，可以斟酌使用。

原则 保持健康的心态和体魄，不能因为减肥而降低身体素质。

思想认识 掌握自己要减肥的心态，不能放任自流，时刻绷紧减肥这根弦，在吃任何东西之前都要默念 3 遍：我在减肥。不得以"明天开始""这一点不算什么""下次再减"这种念头来搪塞自己和别人。

起居控制 务必早晨 7 点半之前起床，周末不得超过八点，起床后饮用 300mL 左右昨天晾的开水，保证每天早晨大便一次，晚上务必在 11 点半上床睡觉。12 点到凌晨 1 点为子午觉，如果不睡的话，也是造成肥胖的一个原因。只有在子午觉睡好了，才可能第 2 天早晨精神充足的起床，并且长期坚持对身体有好处。

锻炼提示　每周 3 次锻炼身体，跳绳为宜，游泳更佳，跳绳每次累计不少于 800 次，游泳不少于 40min。其他运动亦可，这是在非月经期的活动。每次活动必须出汗持续 20min。

饮食节制　饥饿减肥并不健康，所以要合理饮食，皇帝早餐，富人午餐，乞丐晚餐，意义很明确，早晨要吃的丰富，并且精细，中午要尽量多吃，晚上要吃得少，俗话说，早晨要吃好，中午要吃饱，晚上要吃少。早晨应当吃 9 分饱，中午要吃 8 分饱，而晚上吃 6 分饱。严禁夜间加餐。并且要求在 7 点以后，禁止入口任何东西，除了喝水。

早餐——禁止牛奶和鸡蛋同时食用。

午餐——避免油脂性太多的食物，减少辛辣饮食，因为辛辣可以增加胃口，尽量吃淡，饭前适合先喝汤。

晚餐——喝粥清淡饮食，尽量不要吃肉。

避免：汤，糖，躺，烫。喝汤以及吃糖容易长胖，总躺着不运动也会脂肪堆积，而吃的太烫也会刺激食欲，无形中吃得多。

物理按摩治疗 可以考虑，每周按摩三次腹腰部和下肢，仰卧及俯卧，每次 30min。

改变理念和心态最重要。不知道这 3 个患者是否能够听话，最终解决肥胖问题。肥胖是他们疾病的核心，由此引起的各种危害，已经在他们身上有所体现，而不良的生活理念，是缠绕在他们身上的枷锁。

中医对于肥胖的认识，最集中的就是痰湿，肥人多湿，要是能够把这些湿气排出去，那么很多疾病迎刃而解。

方法已经穷尽，就看医患联盟是否能够形成，最终才能形成治疗效果。

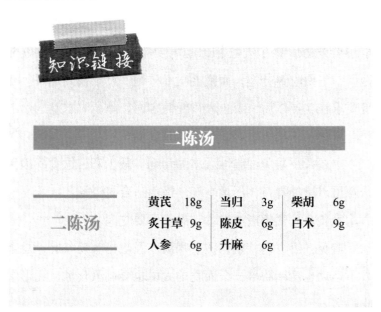

知识链接

二陈汤

二陈汤	黄芪	18g	当归	3g	柴胡	6g
	炙甘草	9g	陈皮	6g	白术	9g
	人参	6g	升麻	6g		

二陈汤出自宋代《太平惠民和剂局方》，方药组成：半夏150g（汤洗七次），橘红150g，白茯苓90g，甘草（炙）45g。用法：每服12g，用水150mL，生姜7片，乌梅1个，同煎至90mL，去滓热服，不拘时服。

杨百弗教授临证善于活用二陈汤加味治疗多种疾病，如化痰熄风治疗偏头痛、高血压头痛、颈椎病头痛等属风痰上扰者；化痰解郁治疗更年期综合征、梅核气、失眠等属痰气郁结者；合苓甘五味姜辛汤加味治疗慢性支气管炎、支气管哮喘、胸膜炎、肺气肿、肺心病等。如曾治疗中青年男性患者风痰上扰所致眩晕1例，服药7剂已愈大半。

王霞芳教授在运用传统理论的基础上，结合自己的实践经验，运用二陈汤随证加减治疗因湿痰所致的多种疾病。如治疗小儿外感咳嗽或哮喘等症，风寒外束证以二陈汤合三拗汤为基本方，寒痰壅滞致胸胁支满，咳嗽痰多，加三子养亲汤。治疗营卫不和，脾失健运所致面色㿠白，胃纳不馨，易感外邪，予二陈汤合桂枝汤。治疗幼儿咳呕回乳，寐则惊悸哭吵，以二陈汤加竹茹、枳实。治疗儿童多动综合征或抽动症等神志类疾病，常用二陈汤加竹茹、枳实、胆南星、黄连等（黄连温胆汤）。

名医诊治肥胖症经验方

1. 名医李振华教授经验方

健脾豁痰汤　白术 10g，茯苓 20g，泽泻 18g，玉米须 30g，桂枝 6g，半夏 10g，厚朴 10g，砂仁 8g，广木香 6g，山楂 15g，鸡内金 10g，橘红 10g，郁金 10g，菖蒲 10g，甘草 3g。本方为李振华教授用治脾胃气虚，痰湿阻滞型肥胖自拟经验方。加减：兼血瘀者，加桃仁、丹参、莪术；腹胀者，加焦三仙；失眠者，加夜交藤 20g，炒酸枣仁 20g；体虚，头重疼者，加细辛 5g；脾虚肝热者，加栀子 10g，荷叶 30g，莲子心 5g。

滋阴活瘀减肥汤　蒸何首乌 20g，枸杞子 15g，丹参 20g，牡丹皮 10g，赤芍药 15g，桃仁 10g，莪术 10g，郁金 10g，山楂 15g，鸡内金 10g，草决明

15g，荷叶 30g，泽泻 18g，琥珀（分 2 次冲服）3g。本方为李老治疗阴虚内热，湿阻血瘀型肥胖自拟经验方。

2. 名医方剑乔经验——针药并治

常用穴为：中脘，建里，下脘，水分，天枢，大横，带脉，关元，气海，水道，曲池，支沟，合谷，梁丘，阴陵泉，丰隆，上巨虚，下巨虚，三阴交，太冲。

针刺方法：方老临证善用电针，以上诸穴在针刺得气基础上，在中脘、下脘和双侧天枢加用电针，取 100Hz 密波，电流强度以患者能忍受的最大程度为准，每次留针 30min。

方药组成：柴胡 12g，枳实 9g，苍术 9g，厚朴 9g，制半夏 9g，陈皮 6g，黄芩 9g，赤芍 9g，酒大黄 6g，生姜 15g，大枣 4 枚，炙甘草 6g。

本方为方老治疗肥胖症经验方，临床随症加减，气虚者合参苓白术散；痰湿重者加茯苓、豨莶草等；瘀浊重者加牡丹皮，三棱，莪术等。

TCM Treatment for
Obesity

Obesity is a common problem in many countries but it is a true fact that Africans are prone to over weight for eating habits.

Firstly, pay much attentions to the food you take each time.

1. Take a king's breakfast, having as many different kinds of food as you can; rich man's lunch, having as much as you can; bagger's dinner; that is taking as little as you can.

2. The right time to have breakfast: 8:00a.m.; right time to have lunch: before 1:00p.m.; right time to have dinner: 7:00p.m.;

Secondly, more sports.

Have at least 3 sports every week, lasting over 40 minutes.

TCM treatment for Obesity.

In TCM methodology, the reason of obesity is phlegmatic

hygrosis distress spleen, must invigorate the spleen and eliminate damp, which can be relieved by ErchenTang.

It has been proven that Metformin can be a safe and effective way to treat obesity world wide but we in TCM also use it in combination with TCM for better results to treat severely obese people. Up to now we have attended 12 cases of obesity who responded well by reducing 6kgs to 10kgs. within 2 month of treatment.

ErchenTang.

Name of herb in Chinese	Name of herb in English	Name of herb in Latin	Pronoun-ciation in TCM	Weight in gms
半夏	Pinellia Tuber	*Pinellia ternata* (Thunb.) Breit.	Banxia	10
陈皮	Tangerine Peel	*Citrus reticulata* Blanco	Chenpi	10
茯苓	Indian Buead	*Poria cocos* (Schw.) Wolf	Fuling	15
荷叶	Lotus Leaf	*Nelumbo nucifera* Gaertn.	Heye	10

Name of herb in Chinese	Name of herb in English	Name of herb in Latin	Pronoun-ciation in TCM	Weight in gms
泽泻	Oriental Waterplantain Rhizome	*Alisma orientale* (Sam.) Juzep.	Zexie	10
决明子	Cassia Seed	*Cassia obtusifolia* L.	Juemingzi	15
党参	Pilose Asiabell Root/Moderate Asiabell Root/ Szechwon Tangshen Root	*Codonopsis pilosula* (Franch.) Nannf.	Dangshen	12
薏苡仁	Coix Seed	*Coix lacryma-jobi* L.var.*ma-yuen* (Roman.) Stapf	Yiyiren	20
甘草	Liquoric Root	*Glycyrrhiza uralensis* Fisch.	Gancao	6

众里寻他千百度
——小儿遗尿的中医诊治（治疗失败探讨）

小儿遗尿的患者在我的门诊数见不鲜，有的是从出生就开始了，经过一段时间的治疗和探索，常用处方包括缩泉丸、金锁固精丸等经典方剂补肾固涩，大部分患儿的情况见好，遗尿次数明显减少，甚至消失。常用药物包括山药、益智仁、乌药、芡实、莲子、覆盆子、金樱子、五味子、补骨脂、诃子、龙骨、牡蛎、熟地黄、淫羊藿等。考虑患儿的先天不足或者是受到惊吓，以温补肾阳为主另外加用经典的固涩药物随症治之。

但是有的疾病却不是那么迎刃而解，例如 1 则案例却让我始终琢磨思考着，是什么情况，就一直没有起色。让我们回到那一天，那一刻。

2009年4月2日，20岁的小姑娘马迪尔，走进了诊室，她的问题就是尿频10余年，近期加重。这个问题从10年前开始出现了，尿频，反复发作，最严重的时候平均15min一次厕所，但每次小便量少。曾经做过膀胱镜，尿常规以及尿液培养，各种理化检查均为阴性。马迪尔的母亲感觉和情绪有关，小姑娘平时有些忧郁，服用精神科药物有所好转。从11岁上小学时候出现这个症状，平素易紧张，食欲差，担心一切，胆小，甚至害怕小蚂蚁，浑身无力，饮食无偏嗜，大便正常眠一般，起夜每晚2次，形体偏瘦。

不知道马迪尔曾经受到过怎样的神经刺激，必然和情绪相关，针对当前的情况，应该如何辨证呢？我看了舌脉，舌颤抖，淡苔白厚，脉弦。

诊断为尿频（原因不明）——神经性尿频待查，中医认为是郁病。

辨证为肝郁脾虚，肾失固涩。由于肝郁为主，气机疏泄功能失常，同时，马迪尔有一种害怕的情绪，恐则伤肾，肾失固涩，两者原因相结合，导致尿频。所以，治疗一个是疏肝健脾，第二是补肾固涩，处方针对这两点选用逍遥散、越鞠丸及缩泉丸加减。柴胡6g，当归10g，白芍10g，白术10g，薄荷10g，炙麻黄3g，莲子10g，金樱子10g，覆盆子

10g，神曲 10g，炙甘草 3g。6 剂颗粒剂，每日 1 剂，冲服。

我自认为很有把握的事情，却出乎意料。

复诊 2009 年 4 月 9 日：仍有尿频，未见好转。其余症状稍好转。乏力减轻，心理状态好转，开心笑的时候增多。还有舌颤，舌淡苔白脉细，以上方为旨，加桔梗 10g，利于提壶揭盖。

三诊 2009 年 4 月 15 日：服上方尿频仍然未见好转，心情好转，舌颤，舌淡苔白脉细数。

改变思路，以补肾为主，上方去白芍（《神农本草经》记载可利尿，如仲景之真武汤）、当归、薄荷、炙麻黄，加附子 3g，淫羊藿 10g，补骨脂 10g，杜仲 10g，以加强补肾。6 剂颗粒剂，每日 1 剂，冲服。

四诊 2009 年 5 月 5 日：服上方，尿频未见好转，患者学习时间紧张，托他人门诊取药，未见舌脉。考虑肺为水之上源，去附子、补骨脂、柴胡，加炙麻黄 3g，桔梗、荆芥、防风各 10g，增强疏风宣肺之力。处方：白术 10g，淫羊藿 10g，杜仲 10g，炙麻黄 3g，桔梗 10g，荆芥 10g，防风 10g，金樱子 10g，覆盆子 10g，神曲 10g，炙甘草 3g。6 剂颗粒剂，每日 1 剂，冲服。反反复复治疗 1 个月，效果不佳，和之前相比，让人沮丧，运用了各种方法，包括心理按摩，以及疏导。疗效甚微。肺、脾、肾三脏的情景都已经考虑，却没有得到很好的疗效，不得不说，还需要提高。

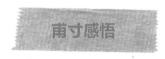

甫寸感悟

我在 Muhimbili 医院诊治小儿遗尿的常用处方，一些患者经过辨证加减而效如桴鼓，尿频往往和遗尿治疗相类似，从未遇到如此棘手的问题，几乎各种手段已经考虑，肺为水之上源，脾运化水湿，肾主一身之水，以及膀胱气化，各种情况均已经考虑，却没有收到效果，有时候深感医学有时候的无力感，而确实是现实的残酷。

医学是不确定的科学和可能性的艺术，医生和患者共同承担治疗的不确定性和战胜疾病的喜悦，人生就是喜乐参半不少喜悦在我的心头的时候，总会收到不好的战绩，就像战场看到战友牺牲的感觉，知道这是无奈的，却内心波澜久久不能平静。为了最后的胜利，战友不能白白牺牲，有更好的动力来学习和前进。患者没有治好，在内心难受的背后，还要继续前行。《心术》中的赖月京确实回天无力，然而，治疗他的过程，让我们有了新的思路和探索，而医学就是在这种医患的信任中不断前进的。

对于这例患者，下一步的考虑就是，需要住院治疗，24~72 小时观测，还有什么异常；然后进行心理测评，寻找一下小时候的纠结点在哪里，通过这两个方面，来寻找治疗的方向。

治疗成功有且只有一个喜悦，而治疗失败会有很多个解释。在非洲不同的是，患者及家属会静心接受，无论怎样，他们都会真诚的表示感谢。非洲患儿哭闹的很少，这是和国内小儿诊疗所不同的感觉。

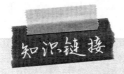

缩泉丸

缩泉丸出自《妇人良方》，由乌药、山药、益智仁组成，有温肾祛寒，缩小便的功效。主治下焦虚寒，小便频数及小儿遗尿症。

名医诊治小儿遗尿效验方

1. 国医大师贺普仁经验

取穴：主穴为三阴交、肾俞、关元、中极，配穴为气海、足三里、膀胱俞、阳陵泉、太冲、百会。

刺法：以毫针刺入穴位 0.5～1 寸深，每日一次，每次留针 30min，用补法，可灸。

2. 名医刘弼臣经验方

方药组成：桑螵蛸 10g，破故纸 10g，石菖蒲 10g，益智仁 10g，天台乌 10g，山药 10g，生龙骨、生牡蛎各 15g（先煎）。

本方为刘老治疗小儿遗尿自拟经验方，临证见面色苍白，四肢凉者，则去天台乌，加菟丝子 10g，肉苁蓉 10g，附子 10g；如见寐不醒者，加胆南星 5g，半夏 5g，远志 15g；食欲缺乏，便溏者，加白术 10g，茯苓 10g，焦三仙 10g；如见夜梦多，易惊者，加陈皮 5g，半夏 5g，竹茹 10g，枳壳 3g。

3. 名老中医黄明志经验方—止遗方

方药组成：炙麻黄 3～6g，煨白果 9～15g，补骨脂、乌药各 10～15g，太子参 15～30g，石菖蒲，覆盆子各 10～15g，生山药 15～30g，桑螵蛸

10~15g，生黄芪、益智仁各15~30g，鹿角霜6~9g（冲服）。

本方为黄老自拟经验方，随症加减可治疗一切遗尿患儿。此外，黄老还擅长外治法治疗本病，如对下之虚寒型遗尿，可用生硫黄粉5g，葱白3枚捣泥外敷脐中，1天换1次。对气虚不能固摄型遗尿，可用五倍子、五味子各等份为末（即二子散），热醋调敷脐中，每日更换1次。顽固性遗尿，可针刺手足遗尿点，艾灸关元、气海、百会等。

4. 名老中医邹燕勤经验方—五子衍宗丸合缩泉丸

名中医邹燕勤临床喜用五子衍宗丸合缩泉丸化裁治疗压力性尿失禁，基础方：生地黄10g，枸杞子15g，制黄精15g，山萸肉10g，生黄芪30g，炒白术10g，淮山药15g，芡实15g，菟丝子15g，金樱子15g，覆盆子15g，五味子6g，益智仁10g，桑螵蛸10g，乌药6g，煅牡蛎30g。如曾治疗久立后漏尿的中年女性患者1例，服药1剂后漏尿即止。

TCM Management for Child Enuresis

Enuresis is a symptom found in many children. The main cause is inherent defect and being frightened. The main presentation is too deep a sleep accompanied with dreams and wake up finding a wet bed. It is a psychosocial problem and need attention as these children if persist with be wetting they start performing poorly in class.

The TCM treatment for enuresis has shown a marked improvement in the health condition of such children. The system of treatment is invigorating the kidney astringent taste as the main treatment. But each child is treated as an individual according to the doctor's findings.

Name of herb in Chinese	Name of herb in English	Name of herb in Latin	Pronounciation	Weight in (g)
山药	Common Yam Rhizome/Wingde Yan Rhizome	*Dioscorea opposita* Thunb.	Shanyao	10
益智仁	Sharpleaf Galangal Fruit	*Alpinia oxyphylla* Miq.	Yizhiren	10
乌药	Combined Spicebush Root	*Lindera aggregata* (Sims) Kosterm.	Wuyao	10
芡实	Gordon Euryale Seed	*Euryale ferox* Salisb.	Qianshi	10
莲子	Semen Nelumbinis	*Nelumbo nucifera* Gaertn.	Lianzi	10
覆盆子	Palmleaf Raspberry Fruit	*Rubus chingii* Hu	Fupenzi	10
金樱子	Cherokee Rose Fruit	*Rosa laevigata* Michx.	Jinyingzi	10
诃子	Medicine Terminalia Fruit	*Terminalia chebula* Retz.	Kezi	10
补骨脂	Malaytea Scurfpea Fruit	*Psoralea corylifolia* L.	Buguzhi	10
熟地黄	Rehmannia Root	*Rehmannia glutinosa* Libosch.	Shudihuang	10
甘草	Liquoric Root	*Glycyrrhiza uralensis* Fisch.	Gancao	6

难言之隐的追根溯源
——阴茎尿道灼热的中医药治疗

国内最怕隐私部位的诊疗，患者尴尬，难以启齿，描述病情吞吞吐吐，容易耽误病情。这一点国外比较好，老外尊重隐私，但在医生面前，描述得很坦然，你觉得重口味的，他觉得很正常。

甫寸诊疗过程

第一次见到鲁滨逊的时候，他是 1949 年出生，来诊是 2009 年 3 月 12 日，来自于坦桑尼亚国家电视台的记者，症状很奇怪，阴茎尿道灼热感已经 7 年余。鲁滨逊常年奔波在外面，从 7 年前开始出现阴茎及尿道灼热，没有尿痛。经检查，尿常规正常，曾怀疑尿路真菌感染，服用抗真菌药物无效。下肢无力发软，腰背疼痛，以酸痛为主。性功能差，平素喜欢热饮及热食，纳食可，大便正常，睡眠一般。肾区叩击痛阴性，性病监测阴性。

既然性病检查是阴性，我就没有深挖疾病"冶游史"，而是先看了舌脉，舌体苍老瘦小，中有明显深裂纹，舌红，苔薄白，中间黄，脉滑尺弱。

阴茎尿道发热，应该还是属于淋证——热淋的范畴，应该是无菌性炎症。看到他的舌象，我很想拍照下来做教学，是典型的苍老瘦小的舌头，中间明显深裂纹，一下子就辨证为虚证，什么虚，必然是肾虚。而苍老瘦小，以阴虚为主，但腰膝酸软，喜欢吃热，还有阴损及阳的征兆。有热感，舌苔黄，湿热下注。非常矛盾的辨证，有热有寒，有虚有实，这么矛盾的辨证，就体现在了他一个人身上。

辨证为肾阴阳两虚，湿热下注。

治疗以补肾为主，同时清理下焦湿热，选用经典的金匮肾气丸及八正散之旨，攻补兼施，具体方药如下：附子3g，巴戟天10g，补骨脂10g，骨碎补10g，淫羊藿10g，小蓟10g，通草10g，车前草10g，肉苁蓉10g，熟地黄10g，炒麦芽10g。6剂颗粒剂。每日1剂，冲服。

复诊 2009 年 3 月 20 日：服上方诸症减轻，尿道灼热消失，仍有腰痛，下肢无力好转。纳食可，大便正常，眠一般。舌脉同前。效不更方。继续服用上方巩固治疗。

三诊2009年5月14日：服上方诸症平复，但停药一段时间后复发，诸症如前，下肢发软。舌体瘦小，舌淡苔白中间黄脉滑迟弱。诊断辨证如前，肾虚湿热为患。平补平泻，上方加山药10g。6剂颗粒剂。

随后疾病好转60%，时而痊愈，时而复发，发作次数，明显减少。

甫寸感悟与思考

对于这个患者没有太多的思路，这是一个不在课本上的疾病，一般思路也没有得到验证，看着比较棘手的疑难杂症，直到有一天我看到了当地报纸以及和当地熟悉的朋友深入探讨。

我和患者探讨了这个问题，他思考了一下，认真地说，他的工作就是到处奔波，邂逅各种人物，还有不少性工作者。有过几次不洁的性交后出现了这个情况。再问，是否使用过助阳的药物，以及性爱的次数等。病因就浮出水面了，不少次，他是使用伟哥等药物，并且，有时候一晚就好几次，甚至，更换不同的性伴侣，每一次，都使用伟哥，有时候还加量。

中国有句古话叫"涸泽而渔，毁林而猎"，用在他的身上，最合适不过了，不能不管再生能力，而不断地消耗自己，势必导致身体的肝肾亏虚，尤其是阴虚，进而出现了阴茎尿道灼热。随着阴虚地加重，也逐渐出现了阳虚，或者说，是同时出现，于是，需要阴阳双补才能恢复和缓解症状。

从根本的原因了解，还要知道当地的风土人情，从隐晦的性观念来解读，找到中医治疗的智慧。当然，调整好是为了合理安排，顺其自然，顺应身体的释放，才是有益的。

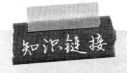

知识链接

八正散

八正散出自《太平惠民和剂局方》，组成：车前子、瞿麦、萹蓄、滑石、栀子、炙甘草、木通、大黄各1斤（面裹煨，去面，切，焙）。功能清热泻火，利水通淋，主治湿热淋证。临床凡辨证为湿热下注者均可使用。现在一般使用汤剂，每个药物10g左右。

1. **泌尿系结石** 名医赵冠英教授临床喜用八正散治疗泌尿系结石，并酌加金钱草、海金沙、鸡内金等化石溶石之品及泽泻、金钱草等既能化石利湿又可酸化尿液之物。兼有气滞血瘀者，加枳壳、沉香、当归、穿山甲、莪术等各10g。

2. **水肿** 名老中医邢锡波临床擅用八正散加减治疗湿热型水肿，基础方：黄柏10g，栀子10g，生地榆12g，金银花30g，连翘15g，海金沙10g，木通5g，滑石30g，甘草3g，泽泻10g，琥珀粉0.9g，寄生15g。临床以头面眼睑及全身水肿，身恶寒发热，腰痛，小便涩痛，尿急尿频等为用方要点。

名中医诊治淋证效验方

1. 名老中医熊继柏经验方—金铃子散

方药组成：金铃子9g，延胡索9g。

本方为熊老治疗淋证常用方，并根据六淋之不同分别合以他方，热淋用八正散或龙胆泻肝汤；石淋用石韦散合三金散；血淋实证用八正散或小蓟饮子，虚证用知柏地黄丸合二至丸；气淋实证用沉香散，虚证用补中益气汤；膏淋用草薢分清饮；劳淋用补中益气汤加黄柏、车前子或知柏济生汤。

2. 名老中医沈家骥经验方—加味五苓散

方药组成：茯苓 15g，猪苓 15g，泽泻 10g，白术 15g，桂枝 10g，桔梗 10g，麻黄 6g，柴胡 10g，藿香 10g，草薢 10g，瞿麦 10g，黄柏 10g，知母 10g，甘草 10g。

该方为沈老治疗淋证经验方，在淋证的治疗中，根据临床所表现出的各种情况随症加减。一般情况下，热淋用基础方即可。湿热甚，则加茵陈、黄连、薏苡仁、车前草等清热利湿；石淋，则加鸡内金、金钱草、海金沙等加强排石消坚作用；气淋，可加台乌、沉香等疏导利气，以解少腹胀痛；血淋，则减桂枝量而加生地黄、牡丹皮、地榆以凉血止血；膏淋，用原方利湿通淋，分清泄浊即可；劳淋，则加巴戟天、锁阳、杜仲、怀牛膝等补肾固涩药。上各证，若伴见腰酸背痛者，可加续断、杜仲、怀牛膝、寄生补肝肾，强筋骨；病延日久，可酌加三棱、莪术活血化瘀，并予以培补脾肾之品，以防膀胱气化失司。

TCM Management for
Aseptic Inflammation in Urinary Passage

Surname: K*

Date of Birth: 1949

First visit: 12th March 2009

Chief complaint: There is the burning sensation in the penis and urethra for 7 years.

He complained that he had a burring sensation in the penis and urethra for 7 years. He did not have odynuria. After the laboratory examination, the urine-routine check was normal. Other doctor thought that it possibly was fungus infection in the urinary passage. So he had already received the antifungal medicine for treatment. But after this treatment, the symptoms have remained. He had the adynamia in extremities inferior with lumbar and back pain as well. He said that his sexual function was weak (weak erection). He likes the hot drinks and food. His appetite was normal. He gets normal bowels, passing once a day. The sleep was normal.

Laboratory examination: All normal (including the urine routine and test of venereal disease).

Physical examination: The percussion tenderness over kidney region was normal.

TCM examination: Tongue, the body of tongue was hoary, old, thin and small. There were the some deeply and obviously crazing on the body of tongue. Red with white and yellow coating tongue.

Pulse: Huan and CHI Ruo (Slide and CHI-pulse being weak).

Diagnosis: The aseptic inflammation in the urinary passage (urethra).

TCM diagnosis: pyretic stranguria (asthenia of both yin and yang; deficiency of both yin and yang; damp invasion of lower energizer).

Therapy: Invigorate the kidney Yin and Yang; clean the damp-heat in lower-JIAO.

Prescription: Jinkui-kidney-QI Pellet and eight Corrections powder.

Name of herb in Chinese	Name of herb in English	Name of herb in Latin	Pronounciation in TCM	Weight in gms
附子	Prepared Common Monkshood Daughter Root	*Aconitum carmichaelii* Debx.	Fuzi	3
巴戟天	Medicinal Indianmulberry Root	*Morinda officinalis* How	Bajitian	10
补骨脂	Malaytea Scurfpea Fruit	*Psoralea corylifolia* L.	Buguzhi	10
骨碎补	Fortune's Drynaria Rhizome	*Drynaria fortunei* (Kunze) J. Sm.	Gusuibu	10
淫羊藿	Epimedium Herb	*Epimedium brevicornu* Maxim.	Yinyanghuo	10
小蓟	Common Cephalanoplos Herb	*Cirsium setosum* (Willd.) MB.	Xiaoji	10
通草	Ricepaperplant Pith	*Tetrapanax papyrifer* (Hook) K. Koch	Tongcao	10
车前草	Plantain Herb	*Plantago asiatica* L.	Cheqiancao	10
肉苁蓉	Desertliving Cistanche	*Cistanche deserticola* Y. C. Ma	Roucongrong	10

Name of herb in Chinese	Name of herb in English	Name of herb in Latin	Pronoun-ciation in TCM	Weight in gms
熟地黄	Rehmannia Root	*Rehmannia glutinosa* Libosch.	Shudihuang	10
炒麦芽	Malt	*Hordeum vulgare* L.	Chaomaiya	10

6 doses were given. The dose per day was taken orally twice a daily.

The second visit: 20th March 2009.

The men felt better when he took the last medicine. His burning sensation in the penis and urethra had already gone away. He was having Low Back Pain still. His appetite was normal. The bowels motions were normal. The sleep was normal.

The patient came back in June 2009 and reported that for the first time he has stayed for more than two months without symptoms and he was very happy.

TCM examination: Tongue and Pulse was same to last time.

Prescription: Continue the same therapy.

6 doses were given. 1 dose per day was taken orally twice a daily.

是什么让皮疹此起彼伏

——中医药治疗神经性皮炎

达累斯萨拉姆也是一个国际城市，不同国家的人来这里交汇，包括欧美日本，印度等。克拉尔 1962 年 5 月出生，是来自英国的志愿者，在坦桑尼亚的国际学校教书，她最主要的是皮肤问题，皮肤红色皮疹反复发作 40 余年，本次发作 3 个月，看来，这个不是地域的问题，而是本身的基因了。

克拉尔从出生不久，开始出现红色皮疹，位于双肘关节，双膝关节以及脖颈等皮肤皱褶处，皮疹色红，压之不褪色，略高出皮肤，连接成片，痒，经过搔抓后痒甚，早晨及夜间严重。大约每年发作 1 次，每次 1 到 2 个月。两年前来坦桑尼亚国际学校任教，平素易着急，说话语速快，曾经过可的松治疗，可以缓解，但患者拒绝再次激素治疗。经过检查，红细胞和血红蛋白偏低，具体数值不详。曾诊断认为Pyruvate kinase（丙酮酸激酶）下降导致，平素容易疲劳，睡眠早醒，后难以再入睡，胃纳可，二便调，曾有肾结石，已经治愈。

舌脉没有特别，舌体适中，舌红苔薄白，脉细缓，于是诊断为神经性皮炎。从她和我交流开始，我就知道，说话快的惯性不仅仅在中国人，也在外国人有所体现，由于特别的疲劳，而且病程非常的久，所以辨证为肝郁气虚血瘀。处方以逍遥散和四物汤加减，具体方药如下：柴胡10g，枳壳10g，香附10g，当归10g，黄芪10g，白芍10g，川芎10g，熟地黄10g，丹参10g，地肤子10g，炙甘草6g。6剂颗粒剂，温水冲服，每日2次。

6月19日下午克拉尔复诊。

我专门问了她在英国的情景，患者冬天和春天的时候症状更加明显，具体是冬天衣服多，摩擦后痒甚，春天气候变化的时候会加重。

服上方后，患者情况基本没有变化，仍然很痒，舌脉同前。患者述及心情时好时坏，与家庭的事情相关，心情不好的时候，皮疹就会发作或者加重。

根据病情的叙述，我对她进行了简单的心理疏导。

最新处方如下：柴胡 10g，牡丹皮 10g，栀子 10g，当归 10g，赤芍 10g，生地黄 10g，茯神 10g，桑叶 10g，白鲜皮 10g，山药 10g，防风 10g，炙甘草 6g。7 剂颗粒剂，温水冲服，每日 1 剂。

主要参考了伏邪理论和逍遥养血之法。另加了防风，祛风止痒。由于条件所限，坦桑尼亚的药库已经没有白芍，仅用了赤芍，山药代替玉竹，由于睡眠不是太好，茯神代替茯苓（也是因为药库已经没有茯苓），还是疏肝养血疏风为主。另外，建议去和心理医生谈谈。同时开了五玉软膏，可以养血疏风止痒的外用中成药。

2009 年 6 月 25 日克拉尔服用上方仍有痒的感觉，但是好很多，从外观看，已经明显好转，红色的皮损已经逐渐消退，有的颜色变成淡紫色，脖颈处消退明显，肘窝及腘窝也已经大部分消退。其余感觉良好。舌淡干，苔薄白，脉滑。

克拉尔告诉我，她即将回英国休假 1 个月。上方继续服用 20 天，后改用防风通圣丸（中成药）10 日，同时继续使用五玉膏外敷，一天 2 次。

1 个月后，我收到了克拉尔的邮件，非常感谢我的精心诊疗，目前已经基本痊愈，感叹了一下缘分，我和她都不在坦桑尼亚，而此刻我们在坦桑尼亚相逢，她说，她很幸运。

　　总结本患者，情志因素占了很大比例，心情对皮肤居然有影响，看似离得好远，而事实如此，这是一个现象，但同时也符合规律，神经性皮炎，大部分都和情绪心情相关。于是和患者建立了良好的沟通，借助地理优势，约到家中看病，这是在非洲治疗疾病的一个特色，家庭医疗在海外很常见，医生到患者家中为患者诊疗，而这次诊疗是患者到医生家中。我为她泡制了中国茶，从家庭和生活谈起，是心理治疗吗，也不完全是，而是一种在非洲的新型诊疗关系。并为她做了本病例的全面翻译，还不断地进行电子邮件沟通，为她介绍了中医的疗法，心理按摩，化心理疏导于无形之中。

　　本例患者的另一个特点是，患者、医生都不是本国人，而且充分利用了网络优势，多方会诊并不断实践，发挥了网络会诊的优势，回眸本病例，核心提示是"神经性皮炎""逍遥散""治风先治血""伏邪理论""风药""心理疏导""肝郁""四物消风散""血虚风燥"等一些关键词。这是中医治疗神经性皮炎所有要考虑的内容，如何有机的组合，并正确决策是我们应该考虑的问题。

　　肝郁和伏邪的瘀血是问题的关键，肝气瘀滞就会导致气机不畅，血液运行不畅，血瘀积于皮肤，出现皮肤的炎症。由于人体自身的恢复功能，所以患者并没有马上发作，我们看到发作的时候，应该是已经淤积很久了，而且瘀积在春秋季节，这是肝肺两脏的节气，之前反复不断地刺激，造成了邪气深入血液，随着疾病的进展而在春秋发作，在情绪不佳时，肝气不畅时发作。

解决的方案首先是疏导，让一气周流更加不要在肝经受到阻碍，利用家中就诊的氛围和心理按摩。同时药物以逍遥散为主要作战部队。

其次是活血疏风，清除伏邪，刺激身体的免疫应答，用牡丹皮、栀子、防风等完成这项任务。

最后，要兼顾脾胃，健脾理气，促进新陈代谢。在坦桑尼亚的外国人往往身体比较健壮，很少脾胃不好，长期吃冰块，内环境和国人不同，在健脾的同时，要考虑温化水湿。

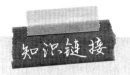

四物汤

　　四物汤，出自晚唐蔺道人所著《仙授理伤续断秘方》，组成：熟地黄15g，当归9g，白芍9g，川芎6g，用于治疗外伤瘀血作痛。宋《太平惠民和剂局方》用于妇人诸疾。今多用作补血调血的基础方。

　　月经病　著名中医学家蒲辅周对经期紊乱常以四物汤为基本方，分别加入抑散气火，清营泻火，壮水制火方药。全国名老中医门成福教授治疗月经病主张分期治疗，即行经期，经后期，经间期，经前期，四期均多以四物汤为基本方。行经期药用四物汤去熟地黄加桃仁、炮姜，芍药用赤芍；经后期用四物汤（赤芍、白芍同用）去川芎加党参、黄芪、桑寄生；经间期药用四物汤去熟地黄，赤芍、白芍同用，加五灵脂、泽兰、红花、川续断、荆芥；经前期药用四物汤合四君子汤加川续断、菟丝子、杜仲、肉苁蓉等以阴血中求阳。

神经系统疾病 全国名老中医梁贻俊教授临床擅用本方加减治疗神经系统多种证属血虚瘀血型病症，如多发性肌纤维炎、癔病、神经血管性头痛等。如曾用该方加味治疗反复发作偏头痛30年的中老年男性患者1例，服药7剂后头痛即大减。梁老认为，无论是妇科诸疾，亦或是内科多种病症，凡具有阴精不足，营血亏虚，瘀血阻滞为主要病机者，均可用四物汤加减，有血热之象，以生地黄易熟地黄；血瘀明显者用赤芍易白芍；血瘀血热著者赤芍用量可达20～30g；用治胸腹部疼痛者，重用白芍30～50g。

名中医诊治神经性皮炎效验方

名老中医陈彤云经验方

方药组成：龙骨30g（先煎），石决明30g（先煎），珍珠母30g（先煎），夜交藤30g，白芍15g，丹参15g，茵陈30g，茯苓15g。

本方为陈老治疗神经性皮炎的自拟经验方，一方为主，辨证论治。加减：心脾两虚，心肾不交者，远志 10g，酸枣仁 30g，茯神 12g，牡蛎 20g，百合 15g；皮损肥厚者，加用连翘 20g，夏枯草 20g，皂角刺 5g，浙贝母 10g；热证明显者，加用黄芩 10g，栀子 10g，金银花 10g，黄连 4～10g，大青叶 15g；瘙痒明显者，加刺蒺藜 10g，地肤子 15g；肝郁气结，情绪郁闷不舒者，加用柴胡 6g，菊花 20g；便秘者，加龙胆 15g；脾虚湿盛者，加冬瓜皮 15g，茯苓皮 15g，炒白术 15g；脾胃受寒或脾胃虚寒导致的脘腹胀痛者，加吴茱萸 3g，木香 10g，厚朴 6g；胃痛反酸者，加海螵蛸 10g；饮食积滞者，加神曲 10g，炒麦芽 10g；阴虚血热者，加生地黄 15g，牡丹皮 10g，赤芍 10g；肝肾阴虚，虚火内扰，加用地骨皮 15g，青蒿 15g；夏季湿热并重且舌苔厚腻者，加藿香 10g，佩兰 10g。

TCM Management for
Neuro Dermatitis

Surename: K*

Sex: Female

Birth of date: 1962.

12th June 2009 attended TCM clinic of Muhimbili National Hospital for the first time.

Chief complaint: Recurrent attacks of red skin patches for 40 years.

She complained that the red skin patches were recurrent since birth. These patches are on both elbow joints, both knee joints and neck. These are found over the skin folds of the body. The skin is very itchy and worsens on scratch. It is usually worse in the morning and night. The rashes appear every year and disturb for one to two months. She is in Dar es Salaam for two years now and the skin is still having problems like in UK. She feels anxious and talks very fast. She was received Cortisone for the treatment. It was better for skin if use the hormonal therapy but she refuse to use more chemicals. She noted fatigue and wake up very early in the morning. At night if waken up takes a long time to fall asleep again.Her appetite, urine and stool were normal. She was attacked by kidney stone before, now already cured.

The patches do not distain when touched. The patches are slightly elevated not flat on the skin.

Laboratory examination: Low red blood cells

She will show me the concrete number next time!

Low haemoglobin.

Pyruvate kinase Low?

TCM examination: Tongue: red with white coating tongue.

Pulse: Xi Huan (infrequent pulse)

Diagnosis: Neurodermatitis

Have a skin disease that is presumed to be caused by prolonged vigorous scratching, rubbing, or pinching to relieve intense pruritus. It varies in intensity, severity, course, and morphologic expression in different individuals. Neuro dermatitis is believed by some to be psychogenic. The circumscribed or localized form is often referred to as chronic lichen simplex.

TCM diagnosis: Stagnation of liver-QI, deficiency of vital energy, stagnation of blood, disharmony of nutrient QI with defensive QI.

Therapy: disperse the depressed liver-energy, benefiting vital energy, promoting blood flow, keep ying and weiqi in balance.

Prescription: (1) Carefree powder and Decoction of Four Drugs

Name of herb in Chinese	Name of herb in English	Name of herb in Latin	Pronoun-ciation in TCM	Weight in gms
柴胡	Chinese Thorowax Root/Red Thorowax Root	*Bupleurum chinense* DC.	Chaihu	10
枳壳	Bitter Orange	*Citrus aurantium* L.	Zhiqiao	10
香附	Nutgrass Galingale Rhizome	*Cyperus rotundus* L.	Xiangfu	10
当归	Chinese Angelica	*Angelica sinensis* (Oliv.) Diels	Danggui	10

Name of herb in Chinese	Name of herb in English	Name of herb in Latin	Pronoun-ciation in TCM	Weight in gms
黄芪	Membranous Milkvetch Root/ Mongolian Milkcetch Root	*Astragalus membranaceus* (Fisch.) Bge. var. *mongholicus* (Bge.) Hsiao	Huangqi	10
白芍	White Paeony Root	*Paeonia lactiflora* Pall.	Baishao	10
川芎	Szechuan Lovage Rhizome	*Ligusticum chuanxiong* Hort.	Chuanxiong	10
熟地黄	Rehmannia Root	*Rehmannia glutinosa* Libosch.	Shudihuang	10
丹参	Danshen Root	*Salvia miltiorrhiza* Bge.	Danshen	10
地肤子	Belvedere Fruit	*Kochia scoparia* (L.) Schrad.	Difuzi	10
甘草	Liquoric Root	*Glycyrrhiza uralensis* Fisch.	Gancao	6

6 doses were given to be taken 1 dose per day, oral medication twice a day.

(2) Ear acupuncture point: Shenmen(Spiritual Gate) point of ear, heart point of ear; kidney point of ear; spleen point of ear;

pulvinar point of ear; subcortex point of ear; triple warmer point of ear.

Advice for the patient: Diet; pay much attention to the food you take each time.

1. Take a king's breakfast, having as many different kinds of food as you can; rich man's lunch, having as much as you can; bagger's dinner; that is taking as little as you can. The right time to have breakfast: 8:00a.m.; right time to have lunch: before 1:00p.m.; right time to have dinner: 7:00p.m.;

2. Keep calm and maintain peace in the heart. [Don't think much.]

3. Some light sports every day. Have at least 3 sports every week, lasting over 40 minutes.

4. Don't drink the coffee and tea in the afternoon or night.

韩国美少女主持人的肩颈痛
——中医药治疗颈椎病

我们在坦桑尼亚的时候其实非常的孤独和寂寞，工作之余，我们认识了来自韩国的伊娃美女，她属于万众瞩目，是韩国在坦桑尼亚的青年活动组织（IYF）的负责人和主持人，当然，这个组织是她父亲发起并形成的志愿组织，也吸收了很多中国的年轻人加入，一般加入大致是要做 1~2 年的志愿服务。

参加了好几次 IYF 组织的活动，对于伊娃印象深刻，去过几次我就发现，她怎么总是歪着脖子，有时候不自觉地要揉一揉，怎么回事呢？

和她聊天的时候，我问她，是不是有颈椎病呀。伊娃说，你怎么知道的，瞪大了美丽的大眼睛。我笑笑，因为你总是歪着头，还时常用手不自觉地揉一揉脖子，看来你是不是老坐在电脑前呀。

伊娃说，你们中医有天眼吗？不介意的话，邀请你来参观 IYF 总部，同时给我看看病吧。

感谢这些志愿者传递正能量，美少女的力量也是无穷的。2009 年 7 月 21 日，我上门做了一次免费诊疗。伊娃的问题在于颈肩部疼痛不适反复发作 10 年余。平时从事伏案工作，经常在电脑前收发邮件，进行 IYF 的网上管理，感觉疲劳，无其他不适。目前，患者精神好，形体匀称，颈肩部疼痛不适，偶有手指麻木，纳食可，二便调。

说是总部，他们的生活条件也很艰苦。我建议她进行 X 线明确颈椎椎间盘的改变。除了颈椎病，既往体健，无其他不适。我仔细按了她的颈椎和肩膀，右侧的疼痛更明显。

我说："伊娃，你点鼠标的时候，我觉得是胳膊比较僵硬，总是端着。你坐在电脑前我看看。"

伊娃更是一脸的钦佩，她说："是的，我的右手肘关节不自觉地就抬起来啦。而且事情多，紧张的时候，就忘了放松下来。"

"是的，你的右侧肩颈地方已经有了筋结，需要把它揉开。"我说。

顺带我看了舌脉，舌体正常，舌红苔白，脉弦。诊断应该是颈椎病（神经根型），结合她的症状，我辨证为气虚经脉瘀阻，治疗以益气养血、舒筋活络为原则。这个治疗应该是以按摩手法为主，汤药为辅。

当然在治疗之前，还要逐渐改变用肩膀的方式。保持放松。

方用葛根汤加味，具体方药如下：葛根 20g，炙麻黄 3g，桂枝 6g，赤芍、白芍各 10g，生姜 10g，大枣 6g，络石藤 10g，鸡血藤 10g，木瓜 10g，炙甘草 6g。7 剂颗粒剂，温水冲服，每日 1 剂。

耳穴贴压：颈、肩、神门、肝、肾。

按摩治疗，我专门查阅了当年于天源老师教我们的笔记，颈椎病的治疗，以松筋，祛瘀，整复，展筋等为主。

第一步，按揉松筋，采用一指禅推法，㨰法，拿法，拨法作用于颈部，后枕部和肩部，治疗的顺序，从上到下，从中央到两边，从健侧到患侧，力量逐渐增大，层次由浅入深。使枕部肩颈部得到放松。

第二步，点揉痛点，在疼痛的地方，力量从小到大，以活血化瘀，缓解痉挛，分解粘连为主。

第三步，点穴通经，弹拨以下穴位：缺盆、肩井、天宗、臂臑、曲池、手三里、小海、内关、合谷、后溪。通经活络，调畅气机。

第四步，牵拉展筋，将患者的患肢肩关节上举，肘关节伸直，腕关节背伸，并让患指向后，牵拉臂丛神经，可以预防和分解神经根除的粘连，缓解上肢麻木疼痛。也可以做抖法。

同样最好把治疗放在生活中，建议伊娃每周游泳 2 次，每次半小时以上，以蛙泳为主。蛙泳的动作，特别适合颈部的活动，利于颈椎病的恢复。

电脑前每工作 1 个小时，要活动脖颈 5min，做米字操一次。

随后，我给她讲述了，为啥我也经常在电脑前，但是没有颈椎病的秘密——

甫寸感悟与思考

这个患者是在圣诞节认识的女孩子，她是圣诞晚会的主持人，来自韩国。这次诊疗是在 IYF 总部进行的，有机会正好拜访 IYF 驻地，并上门做了治疗。随后，她在我们诊所治疗了一个疗程。

治疗效果非常好，松解了肌肉，并且在治疗期间，她没有进行长期伏案。

根据她的情况，我用现身说法，告诉大家，在非洲我为什么没有颈椎病。

按理说，我经常在电脑前坐着，经营着我的网络世界，这是很容易罹患颈椎病的。然而目前还没有这个毛病，为什么呢，且听我慢慢道来。非洲的蚊子是非常多的，而且很多具有携带疟原虫的能力。这让大家都很担心，也想尽一切办法避免被蚊子叮咬。

然而防不胜防，总有一些蚊子会在你身边盘旋，嗡嗡的叫。如同轰炸机一般，尤其是我在撰写博客或在网上冲浪的时候。

一般大家都愿意紧紧地盯着电脑屏幕，这是不由自主的，因为思考和操作都需要占用大脑的内存，一个CPU的空间总是有限的，不可能一边活动一边静心思考或是享受网络带给你的精彩世界。

这样一来，非洲蚊子对于防治颈椎病的发作功不可没。

第一，如前所述，蚊子的危害之大让我们倍加重视，于是，出现了蚊子的状况，就是再投入也要停下来处理一下，这时候，就不会紧盯着屏幕，不得不活动一下身躯了。

第二，有了蚊子一般不要打草惊蛇，往往是身子不动，脖子在不停地扭动，观察它的行进路线，以伺机出手消灭，身子不动而脖子扭动是重要的防治颈椎病的方法，非常利于颈椎的活动。

第三，就要出手了，出手要稳——准——狠，这个过程需要眼睛，脖子和肩膀手的默契配合，左面一下，右面一下，有时候是连续的动作，所以，这个过程活动了从头到脖颈以及肩膀，活动范围从左到右，利于放松。

第四，蚊子不少，不会一劳永逸，所以，每隔一段时间就会让你活动一下，这是一个温馨提示，随时就会出现的温馨提示，让你不得不遵守，因为工作或者上网起来就可能忘了，有蚊子不会让你忘的。

稍等——噢耶，空中的一个蚊子被我击落，我去洗个手。

第五，洗手是必须的，这样一来，活动范围就不仅仅是上半身了，这是一个全身的活动，让气血流行更通畅，让一身的僵硬随着活动而灵活，让颈椎病远离你的身体。

感谢非洲蚊子可以让我们不得颈椎病，主要是我们驻地的房子好，是坦桑尼亚当地的建筑风格，不密封，据说要有一笔资金要用来投资装修屋子，我们期待早日到来。不过没有蚊子的日子就要用其他方法预防颈椎病了。

看到这里的朋友，甫寸医生为你温馨提示：

在电脑前每1个小时，要站起身来活动一下，尤其是活动一下脖颈，有利于缓解疲劳，可以有效地预防和治疗颈椎病。

疾病的发生不在一朝一夕，而是不良生活习惯的逐渐侵蚀，慢慢积累才发生的，任何慢性疾病都一样，为了更健康和快乐，我们应该从一点一滴做起，曲突徙薪，未雨绸缪，防患于未然。

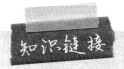

于天源教授治疗神经根型颈椎病的临床经验——四步六法

颈椎临床分型以神经根型最为常见，于天源教授以临床体征为切入点，总结出了一套针对性强，行之有效的治疗方法——四步六法。四个步骤：松筋，通经，整复，展筋。六种手法：一指禅推法，弹拨穴位，颈椎定位旋转扳法，颈部端提法，牵拉臂丛神经，拔伸颈部。

"四步六法"治疗方案

1. 松筋

第一法,指禅松筋。患者取坐位,医生站在患者的侧后方,于患者后枕部,颈部,肩部施用一指禅推法,治疗时应从上到下,从中央到两边,从健侧到患侧,力量由小到大,层次由浅至深,时间约为15min。

2. 通经

第二法,弹拨点按穴位。选取颈肩部及上肢部穴位,进行适当弹拨及点按,以患者忍耐为限,以近端和(或)远端有麻木感为度。

3. 整复

第三法,扳法复位。患者取坐位,医生站于棘突偏歪侧的后方,嘱患者放松,低头,将其头部移动至受限侧最大限度,而后通过发出一个有控制的,稍增大幅度的,瞬间的,垂直于椎体纵轴方向的力,达到复位目的。

第四法,端提治乱。患者取坐位,两腿向前伸直，两手置于大腿上。医生站于患者侧后方，一手托后枕部，用另一肘夹住患者的下颌，先缓慢向上拔伸，并维持一定牵引力，待患者颈部相对放松时，瞬间向上用力，拔伸患者颈部。

4. 展筋

第五法，牵拉臂丛神经。患者取坐位，医生站在患者侧后方，将患侧肩关节上举，肘关节伸直，腕关节背伸并使患指指向外后。每次牵拉1min为宜。

第六法，拔伸减压。患者取坐位，医生站在患者侧后方，腹部顶住患者的背部，用一手托住患者后枕部，用另一肘夹住患者下颌，反复用力，缓慢向后上方拔伸患者颈部。每次治疗反复拔伸40次左右。

治疗结束后，应嘱患者在日常生活中避免长时间伏案工作，避免颈部外伤，注意休息与保暖，并进行适当的功能锻炼，注意睡卧的姿势，以及选择高度合适的枕头。

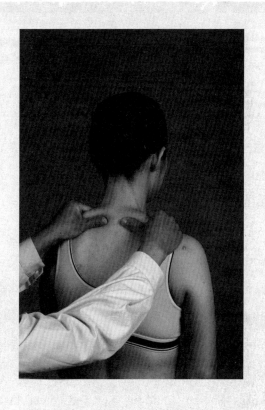

　　（本文特别感谢我的老师于天源教授为本文授权提供的图片以及做出的指导。欢迎阅读于天源教授主编北京中医药大学特色教材《按摩推拿学》关于颈椎病的治疗。）

TCM Management for Cervical Syndrome

Surname: I*

Sex: Female

Date of Birth: 1985

Chief complaint: Recurrent attacks pain in the neck region and shoulders for 10 years.

History of present illness: She complained that she had the pain and unwell inside of the neck and shoulder 10 years. It is on and off. She always is working in front of computer for long time. She works hard without move and exercise. Now she feels tired and weakness. She have had the pain and unwell inside of the neck and shoulders. Sometimes she feels anesthesia in the arms and hands. Her appetite was good and sleep was normal. Her stool was normal. Her menstrual cycle was normal.

Sitting for long hours and hard working on the computer might be a cause of the back pain. X-ray for inter vertebral disc and cervical vertebra was taken before initiating treatment.

History of past illness: She had no other disease before except the once malaria.

Laboratory examination: There was no positive finding.

The examination: There was the tenderness in the neck and shoulder.

TCM examination: Tongue: No check.

Pulse: No check.

Diagnosis: Cervical spondylosis syndrome (Confirmed by X ray).

TCM diagnosis: Deficiency of vital energy; meridian and vessels lock.

Therapy: Benefit vital energy and support blood; Relax and activate the tendons.

Prescription: (1) Puerariae Decoction add other medicine.

Name of herb in Chinese	Name of herb in English	Name of herb in Latin	Pronoun- ciation in TCM	Weight in (g)
葛根	Kudzuvine Root	*Pueraria lobata* (Willd.) Ohwi	Gegen	20

Name of herb in Chinese	Name of herb in English	Name of herb in Latin	Pronoun-ciation in TCM	Weight in (g)
炙麻黄	Ephedra Herb	*Ephedra sinica* Stapf	Zhima-huang	3
桂枝	Cassia Twig	*Cinnamomum cassia* Presl	Guizhi	6
赤芍	Red Paeony Root	*Paeonia lactiflora* Pall.	Chishao	10
白芍	White Paeony Root	*Paeonia lactiflora* Pall	Baishao	10
生姜	Ginger	*Zingiber officinale* Rosc.	Shengjiang	10
大枣	Chinese Date	*Ziziphus jujuba* Mill.	Dazao	10
络石藤	Chinese Starjasmine Stem	*Trachelospermum jasminoides* (Lindl.) Lem.	Luoshiteng	10
鸡血藤	Suberect Spatholobus Stem	*Spatholobus suberectus* Dunn	Jixueteng	10
木瓜	Common Floweringqince Fruit	*Chaenomeles speciosa* (Sweet) Nakai	Mugua	10
炙甘草	Liquoric Root	*Glycyrrhiza uralensis* Fisch.	Zhigancao	10

7 doses were given, 1 dose per day, orally taken twice a day.

(2) Ear acupuncture points: Neck Shoulder Shenmen (Spiritual Gate) Liver and kidney.

(3) Physical therapeutics (cheiropractic): Massage the neck and shoulder for 30 minutes a time, then use the physical therapy apparatus for 20 minutes a time.

Advice for the patient: Diet. Pay much attention to the food you take each time.

1. Take a king's breakfast, having as many different kinds of food as you can; rich man's lunch, having as much as you can; bagger's dinner; that is taking as little as you can. The right time to have breakfast: 8:00a.m.; right time to have lunch: before 1:00p.m.; right time to have dinner: 7:00p.m.;

2. Do some light physical exercises in the afternoon and do at least 3 times sports every week, lasting over 40 minutes. The best type of the sport for you is swimming especially in swimming breast stroke and take to fly a kite.

3. Take the movement exercise of your neck for 5 minutes after every hour you are working. Also take a gymnastic exercise for neck every two hours by yourself. (The systems of gymnastic exercise were demonstrated to the patient by the doctor).

年轻人的上腹痛
——中医药治疗消化性溃疡

乔治是别人介绍来门诊的，正值壮年的小伙子，却是胃脘疼痛时好时坏，主要是空腹时上腹烧灼样疼痛反复发作 5年余。2009 年 9 月 4 日，第 1 次来，来的时候还带着两张钡餐的片子，明确诊断为十二指肠溃疡。

乔治从 5 年前开始出现胃脘上腹烧灼样疼痛，反复发作，空腹时严重，进食后可以好转，曾在 Muhimbili 诊治，服用奥美拉唑可以缓解，大便颜色正常，时有便秘，未出现黑便，平素喜爱吃温热食物，工作紧张，容易疲劳，眠佳。

拿来的片子是 2009 年 8 月 6 日莫西比利医院 X-ray 胃肠造影示十二指肠溃疡，胃炎。但是没有查幽门螺杆菌（HP）。

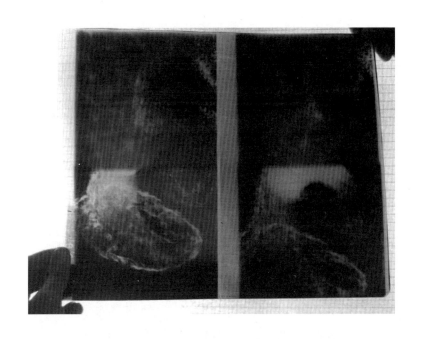

　　乔治的情况应该属于稳定期，就是消化性溃疡的恢复期了，他的情况，让我想起了之前诊疗的经历。

　　在我这些年的行医生涯中，有很多当时觉得理所当然，之后回忆起来颇有些"反胃"的经历。记得有一年，急诊收治了一位腹痛患者，因为有胃溃疡的历史，并且排过柏油便，我们希望患者能在医院里留一下大便，便于我们观察诊断。

　　没错！消化科的诊断就是离不开大便。那个时候已经是中午了，我正在吃饭，患者腹痛明显，有便意，我只好端着饭盒，一边风卷残云，一般等待患者排便。

　　终于，在我刚吃了一大口饭时，家属奔来告诉我，患者排便了。我一边嚼着嘴里的饭，一边迅速奔向患者。患者是典型的柏油便，说明胃溃疡引起了消化道出血。我当时观察得太过于全神贯注，完全没有意识到，这口饭，简直是"就着"血便的腥臭味吃下去的。

　　如果经常出现胃痛和柏油便，并且胃痛又具有如下性质，那么，就要往胃溃疡上想一想了。①痛部位在上腹中部，稍偏左或偏右，也就是老百姓常说的"心口疼"。②疼痛一般不剧烈，比较轻，能够耐受，是一种隐痛，钝痛，胀痛或烧灼痛，也有患者跟我反映，是"饿得胃痛"。③疼痛的发作与进食密切相关。多在餐后1小时内出现，经过1~2小时能够自行逐渐缓解。夜里很少会疼。

　　除了胃痛外，胃溃疡也会引起反酸，嗳气，胃灼热，腹胀，恶心，呕吐，食欲不振等消化科"通用"症状。

　　乔治的症状不明显，不严重，但是很典型。我看了他的舌脉，舌体正常，舌淡红，苔薄白，脉位偏外，脉弱。

　　HP 是导致消化性溃疡的重要原因，非常遗憾，限于条件和水平，乔治还没有这个报告，我强烈建议检测 HP 的情况，明确病因。有的要杀灭，有的不需要。

　　我们来看看强烈推荐做幽门螺杆菌根除的两种情况和推

荐做根除的十种情况。

推荐做幽门螺杆菌根除的情况

情况	推荐级别
消化性溃疡，无论是否活动及有无并发症	强烈推荐
胃黏膜相关淋巴组织淋巴瘤	强烈推荐
慢性胃炎伴消化不良	推荐
慢性胃炎伴胃黏膜萎缩、糜烂	推荐
早期胃肿瘤已行内镜下切除或进行胃次全切除术	推荐
长期服用质子泵抑制剂	推荐
胃癌家族史	推荐
计划长期服用非甾体抗炎药，包括低剂量阿司匹林	推荐
不明原因的缺铁性贫血	推荐
特发性血小板减少性紫癜	推荐
其他幽门螺杆菌相关性疾病，如淋巴细胞性胃炎，增生性胃息肉等	推荐
个人要求治疗	推荐

　　如果自身情况在上述推荐治疗的范围内，那么我还是建议积极进行幽门螺杆菌根除治疗，这样能获得不少健康收益。

促进消化性溃疡愈合，显著降低复发率，彻底治愈大部分消化性溃疡。

治疗胃黏膜相关淋巴组织淋巴瘤（一种少见的恶性胃部肿瘤），杀灭 HP 是低级别胃黏膜相关淋巴组织淋巴瘤的最主要的治疗方案。

治疗 HP 阳性的消化不良，预防溃疡及胃癌。（乔治的情况就是 HP 阳性的消化不良，如果杀灭了 HP，那么消化不良很可能不用管它就自然会好，而放任 HP 感染，也有可能会发展成溃疡甚至胃癌。）

阻断或者延缓胃黏膜从糜烂到萎缩再到肠上皮化生等癌前病变的过程，让炎症不发展成胃癌。

对于胃癌癌前病变——高级别的上皮内瘤变（异型增生），根除 HP 可以阻断癌前病变向胃癌的进程。

避免长期服用质子泵抑制剂带来的不良反应。

对于有胃癌家族史的患者，可以降低胃癌发病率。

对于由于其他疾病不得不长期服用阿司匹林等非甾体抗炎药的患者，可以减少不良反应。

有可能增加血红蛋白水平，治疗一些胃外疾病。

打消感染者顾虑，减轻相关症状。

从这些来考虑，乔治如果有 HP 感染，一定要杀灭的。

根据情况，我们做了诊断，消化性溃疡之十二指肠溃疡；幽门螺旋杆菌感染待查；浅表性胃炎待查。中医诊断为胃痛。考虑乔治怕冷明显，还有疼痛。不通则痛，以及不温则痛。辨证为脾阳虚脾气不足而气滞。

是十二指肠溃疡，不是胃溃疡，我还专门回顾了一下消化性溃疡这两者的区别。

胃溃疡和十二指肠溃疡的区别

区别	胃溃疡	十二指肠溃疡
病因	胃黏膜屏障削弱和胃泌素分泌增加	胃壁细胞增多和胃酸分泌过多
疼痛性质	①餐后0.5~2小时出现，经1~2小时胃排空后自行缓解，下次餐前自行消失 ②无夜间痛	①空腹痛，餐后2~4小时发作，持续至下次进餐后缓解。②有夜间痛
发病年龄	好发于中年	好发于中青年
胃酸分泌	胃酸分泌正常或稍低于正常	胃酸分泌过高
发病季节	无季节性	好发于秋末冬初
癌变可能	有	无
治疗方法	久治不愈的顽固性胃溃疡，为防止癌变，应每半年进行一次胃镜检查，必要时行外科手术治疗	内科治疗

胃溃疡应该积极治疗，并且定期随访，以防癌变。

治疗以温阳健脾、养胃理气为原则，方用香苏饮和枳术丸加温阳补气药，具体方药如下：香附10g，紫苏子10g，陈皮10g，木香10g，砂仁10g，枳实10g，白术10g，党参10g，麦冬10g，黄芪10g，荷叶10g，甘草6g。

复诊2009年9月17日：服上方诸症减轻，仍有胃灼热泛酸，大便硬，量少，排便困难，疲劳感好转。舌体小，舌苔薄白，脉位偏内，脉细。去木香及党参，加制大黄以推陈出新，具体方药如下：香附10g，紫苏子10g，陈皮10g，麦冬10g，砂仁10g，枳实10g，白术10g，黄芪10g，制大黄10g，荷叶10g，甘草6g。6剂颗粒剂，冲服，一日2次。

三诊2009年9月29日：服上方诸症减轻，仍有胃灼热泛酸，发作次数减少，仍有排便困难，身体疲劳感消失。舌脉同前。去黄芪（考虑气虚症状已经消失），加入黄连6g，吴茱萸2g，连苓六一丸以清胃热抑制胃酸。制大黄改为生大黄10g以加强荡涤肠胃之力，促进胃肠动力。6剂颗粒剂，服用方法同前。

四诊2009年10月6日：服上方后泛酸胃灼热消失，大便保证每天1次，无其他不适。舌体小，舌淡苔白，脉细。继续服用上方巩固治疗：香附10g，紫苏子10g，陈皮10g，砂仁10g，枳实10g，白术10g，黄连6g，吴茱萸

2g，麦冬 10g，生大黄 10g，荷叶 10g，甘草 6g。

经过 1 个月的治疗，乔治从症状上已经恢复健康。并且从反馈看停药 1 个月后也没有复发。

当然，我们知道，一些疾病具有自愈性，但是在自愈的过程中，如果放任自流，恐怕，这个病痛的过程会更久。在这个方面，恢复自身力量，让自愈的过程更顺其自然，是中医药的优势。

甫寸感悟

第一，这是一例典型的消化性溃疡的年轻患者，对于一切消化性疾病的首要致病因素，都是 HP 幽门螺旋杆菌在作怪。幽门螺旋杆菌是造成胃炎和溃疡的主要病因，我们应该明确是否有这个因素。当然，也不尽然。也有其他因素造成的，但是，我们应当明确是否有这个因素。无论是中医还是西医。

第二，对于胃脘疾病的治疗，通降是首选方法，寒热不明显的，可以首选香苏饮，轻轻理气，无论怎样都要促进胃肠的运动，让它恢复正常的功能。即使是脾胃虚弱，也应当加用理气药物，但要根据不同的情况，选用最恰当的理气药物。攻补兼施，最难的就在于补和消的比例。本例患者，枳术丸是三补七消。再加用益气之黄芪，党参，应该各占50%，而且补养更多一些，佐以麦冬，轻轻滋养胃阴。共同达到健脾养胃理气的作用。

第三，本患者主要表现为脾胃阳气虚，首先仍然应当使用通降的药物，确保气机的通畅，以香苏饮，枳术丸为底，同时加用麦冬养阴护胃之品，防止香苏饮，枳术丸太过辛燥，并且患者舌体小，脉细，考虑有阴虚的因素。

第四，生大黄代替制大黄，可以增强荡涤肠胃，推陈出新的力量。

第五，加用连茱六一丸针对消化性溃疡的胃部疾患——泛酸胃灼热。

非洲的诊治，有时候类似于国内的基层诊治，就是有啥条件，用啥条件，不能责怪患者，为啥不做这个检查，为啥不吃那个药，因为这里没有条件，也没有足够的正规治疗疾病的意识。

在没有充分条件下，进行最好的治疗，是非洲诊疗的特色，这和国内做好基层诊疗服务，有着异曲同工之妙。

比如说，急性阑尾炎，应该马上手术，而有的地方没有这个条件，那么我们也要积极运用内科的诊疗手段进行干预，还没有，可以考虑针灸治疗，来缓解疼痛，以及促进经络的运行，减缓疾病发展。

本例患者，在当地的诊断已经非常到位了，能有一个钡餐的 X-ray，还进行了正规的 PPI 的治疗。应该溃疡的愈合是不错了。遗憾的是没有进行 HP 的检测，不太明确病因。如果有 HP 感染，还应该配合当前最佳的幽门螺杆菌根治术，四联或者序贯疗法。

消化性溃疡其实不是中医最优势的病种，因为，对于大部分患者，如果能够根除幽门螺旋杆菌，并且经过抑制胃酸治疗，80%～90% 的患者可以痊愈康复，而对于杀菌不成功，以及西药无法耐受的患者，可以考虑中西医合作治疗。

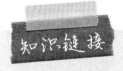

香苏饮

香苏饮出自宋代《太平惠民和剂局方》，组成：香附、紫苏梗、陈皮、炙甘草各 10g。功可通行表里、三焦，可作为调理全身气机的基础方。后世医家多用来治疗具有气机壅滞病机特点多种疾病，如消化系统疾病，心身疾病，妇科疾病等。

中国中医科学院西苑医院唐旭东教授认为胃病多具有气滞病机特点，治疗当以"通降"为着眼点，临床擅以香苏饮为基础方治疗胃病。肝气犯胃证常合用四逆散，饮食停滞证合用保和丸，脾虚湿滞证合用半夏泻心汤，久病气滞血瘀证常合用丹参饮，金铃子散。

名老中医董建华认为胃和的关键在于胃气通降，临床喜用香苏饮加入通降之枳壳、大腹皮、香椿皮、佛手等治疗气滞型胃脘痛。偏寒者，加高良姜；胃脘胀甚者，加鸡内金；胁胀者，加柴胡、青皮、郁金；食滞者，加焦三仙；兼痛者，加金铃子、延胡索；吞酸者，加左金丸、海螵蛸、煅瓦楞子等。

枳术丸

枳术丸出自《内外伤辨惑论》，由枳实、白术两味药组成，具有消食健脾功用，主治脾胃虚弱，饮食停滞，脘腹胀满，不思饮食。

1. **胃脘胀** 名老中医单兆伟教授灵活运用枳术丸治疗脾虚之痞满、便秘、厌食等，每获良效。单老临证有自己的体会，胃脘胀首当分清胀之虚实，因实而胀，肠鸣漉漉，苔厚腻者，当以枳术汤行气消痞；因虚而胀，非大黄、芒硝之辈攻之能去，当以枳术丸之养正除积，正复则积自除。枳实与枳壳同中有异，当察体质强弱分别用之，脾虚气滞之痞满，胸腹胀满，小儿或虚人厌食等可用枳壳；食积痞满，腑实气滞之便秘，腹痛等可用枳实；脾胃虚弱及孕妇慎用枳实。苍术与白术，择用有法度，枳实破滞气，消积滞，泻痰浊，除痞满，以走以泻为主；白术补脾运中燥湿，以补以守为主。

2. **便秘** 名老中医王琦教授临床喜用枳术丸治疗便秘。他认为，便秘虽有冷秘、热秘、阳虚便秘、阴虚便秘、气虚便秘、血虚便秘之不同，但均可用白术健脾益气通便，用量宜大，常为30g以上。若为虚秘，王教授常取生白术与枳壳2:1或3:1之比例。若为实秘，王教授将枳实或枳壳用量倍增于白术 2~3 倍。若便秘气虚明显者，酌加黄芪、太子参、党参；若腹胀气滞明显，酌加木香、莱菔子。

名医诊治消化性溃疡效验方

1. 名老中医周信有教授经验方

方药组成：党参 20g，炒白术 9g，黄芪 20g，当归 9g，炒白芍 20g，丹参 20g，延胡索 20g，鸡内金 15g，香附 9g，海螵蛸 30g，白及 15g，制香附 9g，砂仁 9g，干姜 6g，甘草 9g，三七粉 4g（冲服）。

本方为周老治疗消化性溃疡自拟基本方，临床再结合偏寒、偏热、偏实、偏虚之不同随证加减。周老临证有自己的体会，如对于恶性溃疡喜用白花蛇舌草、莪术；无论有无泛酸，吞酸症，均应佐以制酸剂；对 HP 阳性者，喜用黄连。

2. 名医周来兴经验方—胃 1 方

方药组成：黄芪 15~30g，党参 15g，白术

10g，茯苓 20g，桂枝 6g，川黄连 3g，蒲公英 15g，白芍 15g，佛手 10g，海螵蛸 8g，甘草 5g，白及 8g，田七 3g 等。

本方为周老治疗消化性溃疡自拟经验方。临证加减：返酸者，加吴茱萸 3g，牡蛎 15g；呕吐清水者，加干姜 6g，肉桂 2g（后下），制半夏 10g；伴出血者，加仙鹤草 15～30g，大黄末 1～3g（冲服）。每日 1 剂，水煎取汁 200mL，分早晚 2 次温服，早服择时于上午辰巳（7～9 时，9～11 时）脾胃经旺时服药。连服 4 周为 1 个疗程。

原始病历记录

Treatment for
Peptic Ulcer

Surname: Mu**

Sex: F

Date of Birth: 1984

Chief complaint: There was burning pain, heartburn and irritable mood for 2 years. This has become really worse in recent 2 months.

She complained that the burning pain, heartburn and sour taste has been there for two (2) years. She had not been investigated before and wanted to know her problem. She was usually given some antacid tablets to chew and had short lived relief. The same trouble recurred again and again. It has become worse in the recent 2 months. Now the stomach ache is persistent. There is water splash and burning sensation in the esophagus. It gets worse when the stomach is empty. The pain is relieved after taking some foods. Her appetite was not good, urine and stool was normal. The color of stool was brown. She used to get a normal sleep. She likes taking warm food and water. She was easily irritated and used to get angry even with minor issues.

Physical examination: There is light tenderness in the middle region of the upper abdomen. It is more marked at the mid upper zone.

Laboratory examination: None.

TCM examination: Tongue, the body of tongue was normal. Red with white and yellow coating tongue. Pulse, Hua and Xian (Slide and like chord).

Diagnosis: Peptic Ulcer? Gastritis?

TCM diagnosis: Gastralgia.

Differentiation of symptoms and signs: Pathogenic fire derived from stagnation of liver-QI; Splenic cold and gastric heat; cold heat complex.

Therapy: Clean the liver fire and make harmony in stomach; Make Yin-Yang balance to the spleen and stomach.

Prescription: Pinelliae Decoction for Purging Stomach-Fire and Lian-Zhu Six-One Wan.

Name of herb in Chinese	Name of herb in English	Name of herb in Latin	Pronoun-ciation in TCM	Weight in gms
半夏	Pinellia Tuber	*Pinellia ternata* (Thunb.) Breit.	Banxia	10
黄连	Golden Thread	*Coptis chinensis* Franch.	Huanglian	10
黄芩	Radix Scutellariae	*Scutellaria baicalensis* Georgi	Huangqin	10
干姜	Dried Ginger	*Zingiber officinale* Rosc.	Ganjiang	5
党参	Pilose Asiabell Root/Moderate Asiabell Root/ Szechwon Tangshen Root	*Codonopsis pilosula* (Franch.) Nannf.	Dangshen	10
吴茱萸	Medcinal Evodia Fruit	*Euodia rutaecarpa* (Juss.) Benth.	Wuzhuyu	3
桂枝	Cassia Twig	*Cinnamomum cassia* Presl	Guizhi	5
白芍	White Paeony Root	*Paeonia lactiflora* Pall.	Baishao	10
炒谷芽	Rice-grain Sprout	*Setaria italic* (L.) Beauv.	Chaoguya	15
炙甘草	Liquoric Root	*Glycyrrhiza uralensis* Fisch.	Zhigancao	6

Six doses, take orally twice a day.

Advice for the patient: Diet to pay much attention to the food you take each time.

1. Take a king's breakfast, having as many different kinds of food as you can; rich man's lunch, having as much as you can; bagger's dinner; that is taking as little as you can. The right time to have breakfast: 8:00a.m.; right time to have lunch: before 1:00p.m.; right time to have dinner is around 7:00p.m.

2. It is better for you to take a light exercises.

3. Take a Barium meal X-ray for the gastro intestinal system and might need a gastro scopy.

4. To take none spiced diet and avoid fried food.

Second visit:

The barium meal result from Muhimbili showed gastritis and duodenal ulcer.

After the above medicine, the symptoms reduced and the patient felt better. The tongue and pulse were same as before.

Continue the same treatment therapy for one week.

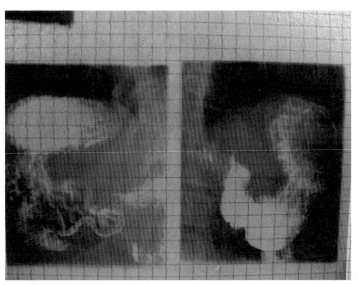

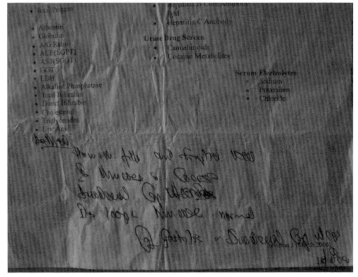

Third visit:

The heartburn and water splash in the stomach have disappeared. The burning pain is very minimal compared to before. TCM examination show a red with white coating tongue. Pulse was Hua (Slide). Continue that treatment therapy for one week. Add the Wei su Granules 12 boxes/6g Tid.

十八年奇怪皮肤病的终结
——毛发红糠疹的中医药治疗

疑难杂症哪里都有，非洲特别多见，有很多老患者，来门诊的时候也都是抱着试试看的态度。

卓雅大妈来到门诊第一句话就是，大夫，我这个都 18 年了，咱们试试看吧。看她一脸的茫然，显然是这么多年来，对治疗她的疾病已经失去了信心。但是既然来了，就说明，人家是抱着希望来的，我们就要给她建立信心。

1969 年 5 月出生的卓雅大妈，一直生活在达累斯萨拉姆郊区的一个农场。2009 年 11 月 10 日，第一次来我的门诊，她的问题是全身部分皮肤白色脱屑起皮持续 18 余年，卓雅从 18 年前开始，双手，双足，腹部大部分地方，胸部乳房下开始对称出现皮肤的白色脱屑，起皮，面积较大，颜色浅红及白色相间，类似浅鱼鳞状及雪花片状，颜色不同于其他地方，开始为疼痛，后演变为剧痒，压之不褪色，略高出皮肤，连接成片，经过搔抓后痒甚，面积逐渐扩大，早晨及夜间严重。曾多方诊治，没有收到任何效果，纳可，二便调，心情愉快无压力，饮食无偏嗜。已停用他药3个月了，症状一直在，求诊中医药治疗。

看了她的舌脉，舌体适中，舌红苔薄白，脉滑，没有什么特殊，思考半天，关键是诊断还不明确。

那这样就有一个问题，对于诊断不明确的疾病，是否可以治疗呢?

回答是肯定的，因为缓解患者的痛苦为先，这一条，中西医都有共识。所以，无论中医还是西医，缓解症状，对症进行辨证论治，都是可以的。根据症状，状态的辨证：风湿血毒聚于皮肤，考虑病程日久，我们先把状态调整一下，治疗以凉血活血、疏风解毒为原则，选用四物消风散加减。具体处方：生地黄20g，当归10g，川芎10g，赤芍20g，荆芥10g，防风10g，牡丹皮10g，桑叶10g，蒲公英10g，紫花地丁10g，生薏苡仁20g，炒谷芽10g。6剂颗粒剂，温水冲服，每日两次。

五玉膏3盒，外用，每次2g。涂抹患处。

复诊 2009 年 11 月 17 日：服用上方后，诸症好转，可看到腹部皮肤明显好转，皮肤痒的情况基本消失，舌红苔薄白，脉弦滑。继服上方，巩固治疗。卓雅非常开心，这是她从来没有遇到的疗效。

三诊 2009 年 11 月 24 日：情况又发生了逆转，继续服上方后，病情有反复，痒，并且皮肤外观情况变差。基本上又回去了，卓雅说，好像又回去了，疾病加重。纳食可，二便调，出现外阴瘙痒，舌红苔薄白，脉滑。仍然效不更方，加用妇科千金片，每次 6 片，一天 2 次，以清理下焦湿热。

为什么出现了外阴的瘙痒，我考虑，服用的药物促进了身体的新陈代谢，很多驱邪外出的药物，让外阴成为了一个出口。这是中医药因势利导的治疗原则。

四诊 2009 年 12 月 1 日：服上方继续好转，但是没有恢复到复诊那么好的程度。但外阴瘙痒已经痊愈，应该是把身体的湿气排出了大部分。纳食可，二便调，舌红苔薄白，脉沉。继服上方汤药颗粒剂，停妇科千金片，加用防风通圣，每次 6g，一天 2 次。

五诊 2009 年 12 月 11 日：本次治疗后，皮肤有很大程度的改观，这是效果最明显的一次，双手皮肤也开始好转，逐渐接近正常皮肤。舌红苔薄白中间稍厚腻，脉沉。继服上方及防风通圣丸。

六诊 2009 年 12 月 18 日：皮肤继续好转，接近正常皮肤。其他正常。舌红苔薄白中间稍腻，脉沉。继服上方巩固治疗。

原方服用 1 个月后痊愈，后来卓娅在半年和 1 年后分别给我发了邮件，非常感谢我的诊疗，18 年的疾病，终于得到了彻底解决。再没有复发过。

甫寸感悟与思考

本例进行了详细的图文记录，诊疗过程中进行了拍照对比。这是 1 例皮肤疑难杂症，病史 18 年之久，治疗之前没有任何把握，也没有诊断究竟属于皮肤病中的哪类神仙。但是经过辨证，使用疏风活血、凉血解毒之法，收到了不错的效果，记录的皮肤状况，虽然有反复，但是最终还是有了明显的改观，并且没有再复发。希望一点点的经验积累，可以印在行医之路上。

第一，这是什么疾病，究竟可以诊断什么？经过和国内同行的网上反复讨论，应该考虑诊断为毛发红糠疹。毛发红糠疹属于丘疹鳞屑性皮肤病（西医皮肤病的一种分类方法），和银屑病属于同一类。银屑病有典型的腊滴现象，薄膜现象，点状出血现象。该患者无此现象，而表现为暗红斑块，皮肤干燥，角化，其上有毛囊性角化性丘疹，细小鳞屑，掌趾受累，角化增厚明显，患者这些表现很典型，足以诊断毛发红糠疹。具有典型意义的是，大部分患者四肢伸侧（尤以第一、二指的背面）有较多角化性丘疹聚集。神经性皮炎不考虑，因为发病部位不对，不在掌趾部位。另外神经性皮炎的皮损应为苔藓样变，该患者为角化样变，不一样。银屑病不考虑，因为银屑病皮损为绿豆至鸽蛋大小斑块，泛发，散在分布，部分可融合，有上述三联症（腊滴现象，薄膜现象，点状出血现象）。而该患者皮损融合成大片，且有角化，鳞屑细小，薄，不支持。西医在治疗方面系统治疗主要为维 A 酸类药物（阿维 A 胶囊）等，外用保湿，去角化剂（维 A 酸类等），激素等。

第二，是不是自愈性疾病，如果不用药会不会好，是不是恰好遇到了即将康复的时候？个人觉得既然持续 18 年之久，应该不是一个自愈性疾病。

第三，很多疾病，诊断得很清楚，却无法治疗，不如先放在一边，进行中医思维的考虑和治疗，只根据症状辨证，而不诊断病名。与其诊断清楚没办法，不如不搞清楚病名而认真思考治疗（只辨证不辨病）。当然希望，能诊断更好，但是，在不清楚病名的状态下，不妨先考虑判断患者的状态进行辨证治疗。

第四，无论怎样的疾病，都应该认真面对，严格的辨证论治，就会收到比较满意的疗效。

第五，做好每一个患者的记录，详细记录变化，如实客观地反映在病历里，并定期思考。

非洲患者的依从性很好，并且，受到地理环境的影响，赤道附近，多湿多热，皮肤病的患者着实不少。和当地人的皮肤结构，以及阴雨和暴晒有关，从这个角度出发，改变身体的内环境，清热除湿为主可以治疗很多皮肤病，然而本例患者常年疾病，早就有了瘀血的征象，活血化瘀，贯穿期间，可以更好地促进新生。

知识链接

四物消风散

四物消风散			
	生地黄 15g	赤芍 10g	薄荷 10g
	当归 10g	川芎 10g	独活 10g
	荆芥 10g	白鲜皮 10g	柴胡 10g
	防风 10g	蝉蜕 10g	红枣 10g

四物消风散出自《医钞类编》，功能养血祛风，原方治疗赤白游风，滞于血分发赤色者，临床凡瘾疹，牛皮癣等血虚风燥者均可使用。

　　名医王法昌曾用四物消风散加减内服，配合加味苦参洗剂外洗及青白软膏外敷治疗肝郁风热型狐惑病青中年女性1例，治疗月余病情基本好转，皮肤损害处恢复正常。

Traditional Chinese MedicineTreatment for Pityriasis Rubra Pilaris

Surname: S** E**

Sex: Female

Birth of date: May 1969

Nationality: Tanzania

Job: Not know, Dar es Salaam.

10th November 2009 attended TCM clinic of Muhimbili National Hospital for the first time.

Chief complaint: There are red and white breakouts desquamation continue attacks 18 years.

She complained that the red and white breakouts desquamation started 18 years ago. There are breakout desquamation on the skins of the both hands, both feet, both side of the bulk abdomen and the skins under the both breasts. The breakouts are white and light red, like scales of fish and snowflake. The different color with normal place. The first symptoms was pain, then the pain become to the serious itching. The breakout is projecture of the skin. It was worse badly if take a scratching. The sick areas become bigger and bigger. Patient feels very itching. It was worse in the morning and night. She had received many other treatment before, but the symptoms have persist still. Her appetite, urine and stool were normal.

Laboratory examination: It is normal

TCM examination: Tongue: The body of the tongue was normal. And red with white coating tongue.

Pulse: Huan (Like slide).

Diagnosis: Pityriasis rubra pilaris

A chronic skin disease characterized by small follicular papules, disseminated reddish-brown scaly patches, and often, palmoplantar hyperkeratosis. The papules are about the size of a pin and topped by a horny plug.

TCM diagnosis: There is the bad bane of the wind, wet from the blood in the body and skin.

Therapy: Cool the blood, expelling wind and make detoxication.

Prescription: (1) Decoction of Four Drugs with slake wind.

Name of herb in Chinese	Name of herb in English	Name of herb in Latin	Pronoun-ciation in TCM	Weight in gms
生地黄	Rehmannia Root	*Rehmannia glutinosa* Libosch.	Shengdi-huang	20
当归	Chinese Angelica	*Angelica sinensis* (Oliv.) Diels	Danggui	10
川芎	Szechuan Lovage Rhizome	*Ligusticum chuanxiong* Hort.	Chuanxiong	10
赤芍	Red Paeony Root	*Paeonia lactiflora* Pall.	Chishao	20
荆芥	Fineleaf Schizonepeta Herb	*Schizonepeta tenuifolia* Briq.	Jingjie	10
防风	Divaricate Saposhnikovia Root	*Saposhnikovia divaricata* (Turcz.) Schischk.	Fangfeng	10
牡丹皮	Tree Peony Bark	*Paeonia suffruticosa* Andr.	Mudanpi	10
桑叶	Mulberry Leaf	*Morus alba* L.	Sangye	
蒲公英	Mongolian Dandelion Herb	*Taraxacum mongolicum* Hand.-Mazz.	Pugongying	

Name of herb in Chinese	Name of herb in English	Name of herb in Latin	Pronoun-ciation in TCM	Weight in gms
紫花地丁	Philippine Violet Herb	*Viola yedoensis* Makino	Zihuadiding	
生薏苡仁	Coix Seed	*Coix lacryma-jobi* L.var.*ma-yuen* (Roman.) Stapf	Shengyiyiren	
炒谷芽	Rice-grain Sprout	*Setaria italica* (L.) Beauv.	Chaoguya	

6 doses given. 1 dose per day taken orally twice a day.

(2) WuYu Gao. External application.

Advice for the patient: Diet .Pay much attention to the food you take each time.

1. Take a king's breakfast, having as many different kinds of food as you can; rich man's lunch, having as much as you can; bagger's dinner; that is taking as little as you can. The right time to have breakfast: 8:00a.m.; right time to have lunch: before 1:00p.m.; right time to have dinner: 7:00p.m.

2. More sports at day. Have at least 3 sports every week, lasting

over 40 minutes.

3. Don't drink alcohol and smoking.

Second visit: 17th November 2009

After that medicine, the symptoms get less and the patient feels better. The tongue and pulse were changed. The body of the tongue was normal. And red with white coating tongue. The pulse is Xian and Huan (Like chord and slide) There was not itching in the skin.

Continue that treatment therapy for 6 days. 6 doses given.

Third visit: 24th November 2009

After that medicine, the symptoms come back and the patient feels worse. The tongue and pulse were same to before.

Continue that treatment therapy for 6 days. Add the Fangfeng Tongsheng Wan 6 gram twice per day. 6 doses given.

Forth visit: 1st December 2009

After that medicine, the symptoms get less and the patient feels better.

Continue that treatment therapy.

Fifth visit: 11th December 2009

After that medicine, the symptoms got less and the patient felt better. The tongue and pulse were changed. The body of the tongue was normal. And red with white coating tongue. The pulse was Xian and Huan (Like chord and slide).There was not itching in the skin.

Continue that treatment therapy for 6 days. 6 doses given.

Sixth visit: 18th December 2009

After that medicine, the symptoms got less and the patient felt better. The tongue and pulse like before. The body of the tongue was normal. And red with white coating tongue.

Continue that treatment therapy for 6 days.

当疟疾遇到青蒿
——坦桑尼亚疟疾患者的中医药诊治

索菲亚就是之前治疗乳腺增生的女孩子，职业白领，2009年10月15日给我打了电话，说她发烧了，能不能帮帮她，虽然不是门诊日，我还是答应她的请求，约到了医院。

索菲亚这次的问题是寒热往来发热10余日。

从10天前开始出现发热寒热往来，感觉恶寒发热，疲劳无力，没有测过体温。近日症状加重，全身无力，精神倦怠，经查血中有疟原虫，具体数量不详，口服当地抗疟药（奎宁成分）没有缓解。刻下：精神倦怠，身着衣服较厚（目前为坦桑尼亚的夏天），还是穿着薄羽绒服，倦怠乏力，胸闷气短，咳嗽，声重，有黏痰不易咯出。

看着她脸红扑扑的，我说，咱们听听心脏。哇，果然，跳得很快，心率 102 次 / 分，律齐，未闻及心脏杂音及干湿啰音。身体偏烫，体温 38.2 摄氏度。地处非洲，疟疾是首先要考虑和排除的。赶紧给她开了一个化验单去查一下。Muhimbili 血液报告：疟原虫 3/200wmb。西医诊断明确了。

看一下舌脉，舌体正常，舌红，苔白，脉位中，脉象洪大。诊断为疟疾，根据往来寒热，以及心脏跳动加快，属于阳明四大症的范畴，辨证为少阳阳明同病，并且有痰浊郁肺。

治疗以阳明和少阳最核心的方剂合并加减，以清阳明热，疏解少阳，化痰健脾理气，处方选用白虎柴胡汤加减。具体组成如下：生石膏 60g，知母 10g，青蒿 20g，柴胡 10g，浙贝母 10g，草果 10g，槟榔 10g，鸡内金 10g，炒麦芽 10g，麦冬 10g。六剂颗粒剂，冲服，1 日 2 次。清开灵颗粒 2 盒，每次 3g，1 日 2 次。

患者服药后第二天即刻退烧，身体迅速恢复。

甫寸思考感悟

在非洲，疟疾横行，这主要由于当地地处潮湿温热的气候地带，并且非洲的基础卫生措施薄弱，大家的防控意识不足有关。疟疾如同感冒一样，当然，比感冒要危险的多。然而，就像感冒有不同的类别，疟疾也有危险的层次。

在达累斯萨拉姆城市中，脑型疟比较少见，大部分都是我们常见的"打摆子"。最好的预防就是不被蚊子叮咬，但这个非常非常的困难，防不胜防。尽量选用蒙古包蚊帐，以及各种防蚊措施。从中医的角度出发，大部分以阳明和少阳证为主，门诊来的患者，大部分患者，还带有痰郁。考虑是身体内部有痰，招致外感。

在治疗方面，以清阳明退热、疏解少阳、截疟为主，根据中医理论，疟疾的主要症状是寒热往来，发热呕吐，胸胁苦满，默默不欲饮食，以少阳病为主，同时伴有阳明的大热、大渴、脉洪大等症状。结合现代研究，主要选用以下药物作为主要的干预手段。

青蒿　青蒿味苦性寒，辛香透散为君，善使阴分伏热透达外散，清热除蒸，截疟。据现代研究表明，可以杀灭红细胞中的疟原虫，并且对氯喹耐药的患者仍然有效。从古代临床记录到现代药理研究都是世界公认的抗疟疾治疗有效的中草药。2015 年，屠呦呦因为从青蒿中发现了青蒿素可以治疗疟疾，从而挽救了非洲千万例暴露在非洲大陆的疟疾患者，而获得了诺贝尔医学奖。

生石膏　生石膏甘辛大寒，为阳明发热首选的良药，可以清理阳明实热，和知母配合，共同为白虎汤的主要成分。

柴胡　柴胡为少阳经专药，独能疏解少阳经气，为少阳开阖枢机之首选。

草果　草果性温，燥湿健脾为臣，《本草纲目》曰："草果与知母同用，治瘴疟寒热，取其一阴一阳无偏胜之害，盖草果治太阴独胜之寒，知母治阳明独胜之火也。"所以，草果可以配合青蒿，共同对疟疾进行杀灭。

槟榔　槟榔从古至今文献记载均有抗疟作用。据现代药理研究，具有抗疟的作用。中医认为，槟榔健脾理气消食，对于疟疾患者的食欲下降，中医认为是脾虚不运。只有脾胃消化好，身体的新陈代谢才会正常，才会恢复正常的免疫力，而有助于驱除疟原虫。槟榔可以促进患者的食欲，增加身体的抵抗力，恢复身体正常的代谢。

浙贝母，知母　浙贝母、知母以清热化痰为佐，无痰不做疟，并且中医把身体抗击外来感染产生的病理产物看作是痰湿。在身体无痰的情况下，不容易发生疟疾，而得了疟疾能够更好地清除身体内的痰湿的情况下，有助于疟疾的治疗，疟原虫的清除。浙贝母、知母并不是直接针对疟原虫进行杀灭，但是它们化痰作用可以说是病理产物的清道夫。它们把疟原虫在人体产生的毒素——痰湿清除出身体。

鸡内金，炒麦芽　鸡内金与炒麦芽健运中州，资后天之本，为药物的吸收和散布提供原动力。

麦冬　麦冬滋阴健胃，针对热病后期伤阴的情况，未雨绸缪，护阴健胃。

中医临床探索表明，方剂治疗是一个整体，让各种药配合起来可以发挥更大的作用，很多单独的中草药治疗疾病的时候，如果合理配伍，可以起到更好的协同作用。

今天，发现青蒿素的屠呦呦获得了 2015 年的诺贝尔医学奖，这项发明凝聚了中西医合作的智慧，而这一点，也带给中医治疗疟疾的思考。

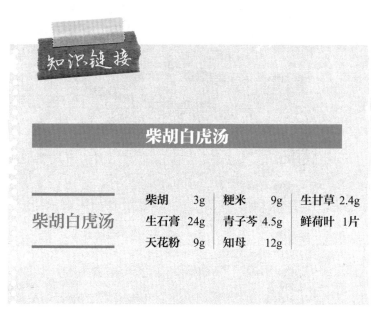

知识链接

柴胡白虎汤

柴胡白虎汤	柴胡	3g	粳米	9g	生甘草	2.4g
	生石膏	24g	青子芩	4.5g	鲜荷叶	1片
	天花粉	9g	知母	12g		

柴胡白虎汤出自《重订通俗伤寒论》，功能和解少阳阳明，治疗暑疟，温疟等。

《金匮要略》有言："温疟者，其脉如平，身无寒但热，骨节疼烦，时呕，白虎加桂枝汤主之。"

《温病条辨》记载："骨节疼烦，时呕，其脉如平，但热不寒，名曰温疟，白虎加桂枝汤主之。"

Traditional Chinese Medicine treatment for Malaria

Surname: M

Sex: F

Date of Birth: 1985

First visit:

Chief complaint: Attacks of chills and fever alternately for 10 days.

She complained that the alternate attack of chills and fever has prevailed for 10 days. She feels fatigue with lassitude, short of breath and fever. She did not take a temperature; and she has not received any treatment before. The result of test blood showed there was malaria parasites in blood. After taking quinine, she did not feel better. She wears thick clothes. Even though it is warm in Dar, but she feels chilly still, has lassitude and fatigue. There is chest tightness and short of breath. A mild cough was present with little sputum.

Her appetite was bad also, had normal urine and stool. The sleeping was normal. She likes the warm food and water. She was always easily irritated.

Physical examination: Heart rate 102/min. The cardiac rhythm was regular. There are not cardiac murmur and crepitation in chest. The body was hot and the body temperature was 38.2 degree centigrade.

Laboratory examination: Malaria parasite.

TCM examination: Tongue: The body of tongue was normal. Red with white coating

Pulse: Hua (Slide).

Diagnosis: Malaria

TCM diagnosis: Malaria

Differentiation of symptoms and signs: SHAO YANG and YANGMING meridians were unwell, phlegm obstructing in the lung; obstruction of the lung by phlegm

Therapy: Clean the fire of SHAO YANG and YANGMING meridians; dissipate phlegm; invigorate the spleen; regulate vital energy.

Prescription: Baihu and Bupleuri Decoction.

Name of herb in Chinese	Name of herb in English	Name of herb in Latin	Pronoun-ciation in TCM	Weight in gms
生石膏	Gypsum	Gypsum Fibrosum	Shigao	60
知母	Common Anemarrhena Rhizome	*Anemarrhena asphodeloides* Bunge.	Zhimu	10
青蒿	Sweet Wormwood Herb	*Artemisia annua* L.	Qinghao	20
柴胡	Chinese Thorowax Root/ Red Thorowax Root	*Bupleurum chinense* DC.	Chaihu	10
浙贝母	Thunberg Fritillary Bulb	*Fritillaria thunbergii* Miq.	Zhebeimu	10
草果	Tsaoko Amomum Fruit	*Amomun tsao-ko* Crevost et Lemaire	Caoguo	10
槟榔	Areca Seed	*Areca catechu* L.	Binglang	10
鸡内金	Chicken's Gizzard-membrane	*Gallus gallus domesticus* Brisson	Jiniejin	10
炒麦芽	Malt	*Hordeum vulgare* L.	Maiya	10
麦冬	Dwarf Lilyturf Tuber	*Ophiopogon japonicus* (L.f) Ker-Gawl.	Maidong	10

Six doses, take orally twice a day.

Second visit:

After that medicine, the symptoms got less and the patient felt better. The tongue and pulse were same to before.

Continue that treatment therapy for three days.

Sweet Wormwood Herb (Qinghao, *Artemisia annua* L.) has bitter flavor and cold nature. It is the sovereign (principal) medicinal, pungent, fragrant and dispersing. It is good at out thrusting the bending heat out of yin, clearing heat and dispelling steaming, interrupting malaria. According to modern researches, it can kill the malaria parasites in red blood cells, and still effective for those who are resistant to chloroquine. From the ancient clinical records to modern pharmacological researches, Sweet Wormwood Herb is world-widely received herb for malaria.

Tsaoko (Caoguo, *Amomun tsao-ko* Crevost etLemaire) has warm nature, can dry dampness to fortify the spleen. It is the minister medicinal. Compendium of Materia Medica (Ben Cao Gang Mu) recorded: the combination of Tsaoko and Common Anemarrhena Rhizome (Zhimu, *Anemarrhena asphodeloides* Bunge.) can treat miasmic malaria, because one herb belongs to yin nature and the other belongs to yang nature, there is no abnormal exuberance of yin or yang. Since Tsaoko can treat single abnormal exuberant cold in greater yin, Common Anemarrhena Rhizome can treat single abnormal exuberant fire in yang brightness. Therefore, Tsaoko may combine Sweet Wormwood Herb to treat malaria.

Areca Seed (Binglang, *Areca catechu* L.) is recorded to treat malaria both in ancient and modern literatures. According to modern pharmacological researches, it has the anti-malaria effect. Traditional Chinese medicine uses Areca Seed to fortify the spleen, regulate qi and promote digestion. As to lower appetite, TCM considers it due to spleen deficiency to fail in transportation. Only the spleen and stomach are good at digestion, the metabolism and immunity could be normal, and then helpful to dispel malaria parasite. Areca Seed can promote patient's appetite, enhance body immunity, and rehabilitate the normal metabolism.

Thunberg Fritillary Bulb (Zhebeimu, *Fritillaria thunbergii* Miq.) and Common Anemarrhena Rhizome (Zhimu, *Anemarrhena asphodeloides* Bunge.) can clear heat and resolve phlegm. They serve as assistant medicinal. Without phlegm, there is no malaria, and TCM considers the pathologic productions generated by fighting external pathogeny as phlegm and dampness. If there is no phlegm is human body, the human will not easily develop malaria. If malaria has already comes, clearing phlegm and dampness in body will help to treat malaria and clear malaria parasites. Thunberg Fritillary Bulb and Common Anemarrhena Rhizome do not kill malaria parasites directly, but they can be regarded as street sweepers for their phlegm resolving effect. They discharge the toxin—phlegm and dampness produced by malaria parasites out of body.

5000 years TCM clinical researches show that the formula is a whole body which combines many kinds of herbs to exert greater effect. With appropriate combination, many single herbs can cooperate better when treating diseases.

来自同事患者的新年问候
——红皮病的中医诊治

温蒂是达累斯萨拉姆 Muhimbili 医院药物研究所的教授，1958 年出生，一直从事药物研究。这个单位就在医院里面，并且她也在进行当地传统医药的研究，非常感兴趣，时常来我的门诊坐坐。

温蒂非常温柔，来了好多次才说，能不能给我看看病，我说，太能啦，怎么不舒服呢？

这天是 2009 年 11 月 20 日，温蒂一边说一边把裤子挽起来让我看。

她的问题是下肢膝关节以下皮疹反复发作 6 余年，下肢皮肤色素沉着，不高于皮肤。从 6 年前开始出现下肢的皮疹及皮肤颜色改变，并感觉疼痛，2个月后出现痒的感觉，曾在本院及比利时诊为红皮病，每日口服氨苯砜（Dapsone）50mg，逐渐缓解，停药后症状反复。目前感觉疼痛，左右下肢均有散在黑色皮疹，疼痛为主，皮肤病变不高于皮肤，手指疼痛，有部分变形。胃纳可，二便调，心情愉快无压力，不容易着急，有过敏病史，表现为哮喘，有少许脱发，饮食无偏嗜。已停用他药多日，正好在这里治疗。

我看了她的舌脉，舌体适中，舌淡红苔白中间黄，舌体中间有裂纹，脉位偏内，脉滑。从这个皮肤的情况和既往诊断，我们考虑应该还是一个红皮病，是不是类风湿，这个还不太清楚。所以，我首先给温蒂一个建议，查类风湿因子及X-ray。

中医辨证考虑病程日久，血瘀导致的气血不畅，血虚风燥，湿热毒聚。

治疗以疏风活血养血、利湿解毒为主。考虑有过敏体质，选用四物消风散和过敏煎，配合活血燥湿的当归苦参丸，具体方药如下：当归10g，川芎10g，生熟地各10g，赤芍、白芍各10g，防风10g，乌梅10g，陈皮10g，柴胡6g，荆芥10g，金银花10g，制何首乌10g。6剂颗粒剂，温水冲服，每日2次。当归苦参丸2盒，每次6g，一天2次。

二诊 2009 年 12 月 4 日：服用上方后，诸症好转，下肢踝部皮肤疼痛，纳食可，二便调。舌淡苔薄白，脉位偏内，脉滑（舌脉发生了变化），继服上方，巩固治疗。

三诊 2009 年 12 月 11 日：服上方诸症继续缓解，皮肤外观情况变差病变位置减小，疼痛减轻，手指疼痛好转，脱发好转，下肢一处触之疼痛，疼痛如刀割样，好转后会变痒。纳食可，舌淡苔白，脉滑（同上次）。效不更方。由于要出差，备药 12 天（约两周的量）。

四诊 2009 年 12 月 24 日：服上方继续好转，开始调理其他疾病，继续给药 2 个周，巩固治疗。

五诊 2009 年 12 月 31 日：各种症状均已好转，基本消失，今日来门诊，只为道声感谢，并祝福 "Happy New Year"，谢谢我用中医药的方法，解决了她 6 年的问题，希望将来能好好研究一下药物，利于今后的治疗。

甫寸感悟与思考

第一，是否可以认定是红皮病，我还是打个问号，从症状和病史来看，并不是非常的典型。

第二，是不是自愈性疾病，如果不用药会不会好，是不是恰好遇到了即将康复的时候？个人觉得既然持续 6 年之久，应该不是一个自愈性疾病。患者服用后感觉疼痛发作轻微，和以前的不同。由于温蒂是当地的研究人员，药学教授，非常关注中药的使用，并且希望能逐渐开发坦桑尼亚当地的中药，所以特别关注中药的使用。

第三，从病因上考虑，可能和自身免疫有关，例如过敏的病史，以及类似于类风湿的征兆，提示我们患者免疫功能失调，可能是免疫功能亢进。另外，对于此类疾病，我还是认为应该辨证为先，诊断病名尽量准确，与其诊断清楚没办法，不如不搞清楚病名而认真思考治疗（只辨证不辨病）。医生和患者当然希望，能诊断更好，但是，在不清楚病名的状态下，不妨先考虑判断患者的状态进行辨证治疗。

第四，无论怎样的疾病，都应该认真面对，严格的辨证论治，就会收到比较满意的疗效。

第五，做好每一个患者记录，详细记录变化，如实客观地反映在病历里，并定期思考。

坦桑尼亚的患者是感恩的患者，无论病情是否好转，都会为辛勤劳作，守护她健康的医生道感谢，以及到新年的问候。建立医患联盟，共同应对疾病。

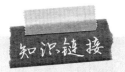

名中医诊治红皮病效验方

1. 名医马绍尧经验方——青黛散（外用）

方药组成：青黛 60g，石膏 120g，黄柏 60g，滑石 20g，共研细末和匀而成。用法：用青黛散放入麻油中，调成稀糊状，每日 2～3 次敷患处，要经常用麻油湿润。在脱屑多时，应每日 5～6 次，以保护皮肤。

本方为马老治疗红皮病经验方，临床以皮肤红肿，灼热，糜烂，流水为用方要点。

2. 名中医袁兆庄经验方——清营解毒汤

方药组成：金银花 30g，连翘 15g，黄芩 10g，生地黄 15g，赤芍 15g，牡丹皮 10g，白鲜皮 30g，茯苓 15g，泽泻 10g，当归 10g，甘草 6g。

本方为袁老治疗红皮病经验方，临床根据病情适当加减：初起风热犯肤者，加大青叶、板蓝根；热象明显者，加白花蛇舌草、草河车、蒲公英，地丁；热毒较甚者，加雷公藤粉冲服0.5g；发热者，加生石膏、柴胡；痒甚者加白鲜皮、地肤子、苦参；热毒夹湿者，加土茯苓、黄柏、泽泻、车前子。

Traditional Chinese Medicine Treatment for Erythrodermia

Surname: SHE***

Sex: Female

Birth of year: 1958 Nationality: Tanzania

Job: Professor for medicine of Muhimbili medical center, Dar es Salaam.

20th November 2009 attended TCM clinic of Muhimbili National Hospital for the first time.

Chief complaint: The breakout on the lower limb recurrent attacks 6 years.

She complained that the breakout recurrent comes 6 years before, There are breakout recurrent on the skins of the both lower limbs. Those are hyperpigmentation on the body. The breakout is red dark. The breakout is not projecture of the skin. Patient feels pain inside, after better, then feels itching. It was badly if take a scratching. It was worse in the morning and night. She was diagnosed with erythrodermia in the Belgium and Muhimbili hospital. She was received Dapsone 50mg per day for the treatment. It was better for skin if use the Dapsone, but the symptoms persisted if she stoppod the medicine. Her appetite, urine and stool were normal. There were the pain in the fingers. She has hypersensitiveness. It make the asthma sometimes.

Laboratory examination: It is normal

TCM examination: Tongue, there is a crazing in the middle of the body of the tongue. The red with white and yellow coating tongue.

Pulse: Huan (like slide).

Diagnosis: Erythrodermia? Rheumatoid arthritis(RA)?

Suggests: Check blood and X-ray for RA.

TCM diagnosis: Blood deficiency and wind dryness and humid heat.

Therapy: Expelling wind and provide for blood and damp elimination attenuate.

Prescription: (1) Decoction of Four Drugs with slake wind and allergy herbal.

Name of herb in Chinese	Name of herb in English	Name of herb in Latin	Pronoun-ciation in TCM	Weight in gms
当归	Chinese Angelica	*Angelica sinensis* (Oliv.) Diels	Danggui	10
川芎	Szechuan Lovage Rhizome	*Ligusticum chuanxiong* Hort.	Chuanxiong	10
地黄	Rehmannia Root	*Rehmannia glutinosa* Libosch.	Dihuang	20
白芍	White Paeony Root	*Paeonia lactiflora* Pall.	Baishao	10
赤芍	Red Paeony Root	*Paeonia lactiflora* Pall.	Chishao	10
防风	Divaricate Saposhnikovia Root	*Saposhnikovia divaricata* (Turcz.) Schischk.	Fangfeng	10
乌梅	Dark Plum fruit	*Prunus mume* (Sieb.) Sieb.et Zucc.	Wumei	10
陈皮	Tangerine Peel	*Citrus reticulata* Blanco	Chenpi	10
柴胡	Chinese Thorowax Root/Red Thorowax Root	*Bupleurum chinense* DC.	Chaihu	6
荆芥	Fineleaf Schizonepeta Herb	*Schizonepeta tenuifolia* Briq.	Jingjie	10

Name of herb in Chinese	Name of herb in English	Name of herb in Latin	Pronoun- ciation in TCM	Weight in gms
金银花	Honeysuckle Flower	*Lonicera japonica* Thunb.	Jinyinhua	10
制何首乌	Tuber Fleeceflower Root	*Polygonum multiflorum* Thunb.	Zhihe-shouwu	10

6 doses given. 1 dose per day taken orally twice a day.

(2) Danggui-Kushen Wan . 6 doses given. 6 gram per day taken orally twice a day.

Advice for the patient: Diet .Pay much attention to the food you take each time.

1. Take a king's breakfast, having as many different kinds of food as you can; rich man's lunch, having as much as you can; bagger's dinner; that is taking as little as you can. The right time to have breakfast: 8:00a.m.; right time to have lunch: before 1:00p.m.; right time to have dinner: 7:00p.m..

2. Keep peace and quiet in the heart. Don't thinking too much.

3. More sports at day. Have at least 3 sports every week, lasting over 40 minutes.

4. Don't drink the coffee and tea at afternoon or night.

Second visit: 4th December 2009

After that medicine, the symptoms got less and the patient felt better. The tongue and pulse were changed.

Continue that treatment therapy for 6 days.

Third visit: 11th December 2009

After that medicine, the symptoms got less and the patient felt better. The tongue and pulse were same to before.

Continue that treatment therapy for 12 days.

Forth and Fifth visit: 24th and 31st December 2009

After that medicine, the symptoms got less and the patient felt better.

Continue that treatment therapy.

And said me "Happy New Year" at 31st December 2009 – the last day in the 2009 year.

在非洲也能中医循证？
——卒中半身不遂的循证决策和中医药调养

贝琳达是坐轮椅来的。她出生于 1956 年的达累斯萨拉姆，目前已经退休在家。第 1 次就诊是 2009 年 12 月 22 日。贝琳达的女儿告诉我们，她母亲右半身不遂，坐轮椅的情况已经 7 个月了。母亲因为从 7 月前开始一次生气，出现卒中症状，随即半身不遂。有高血压病史 2 年，血压最高 170/110mmHg，从未得到良好规律地控制，血脂胆固醇较高（具体不详），卒中偏瘫后，经过内科药物治疗以及理疗，效果不明显。

说完这些，我自己看了她的情况。右半身不遂，检测肌力 0 级，左侧正常，CT 示脑血栓，今日有胃痛，平常纳食可，大便困难，5天一行，额纹存在，可鼓腮，饮食无偏嗜。右侧巴氏征阳性。

做完西医常规，我用中医的角度审视一下。舌体正常，伸舌居中，舌淡红苔白，脉位偏内，脉沉。

很明显我们中医的诊断是卒中——中经络。依据当前情况，卒中并且长期卧病，疼痛出现在了中焦的脾胃。气滞血瘀的状态，已经影响到了中焦。辨证为气滞血瘀，经脉失养。治法以益气活血、舒筋活络、畅达气机为主。处方选用经典的补阳还五汤加味，考虑脾胃损伤，加用中成药香砂六君丸。具体方药如下：黄芪20g，当归10g，赤芍10g，川芎10g，地龙10g，丹参10g，片姜黄10g，桑枝10g，伸筋草10g，忍冬藤10g，紫苏梗10g，大黄10g。6剂颗粒剂，温水冲服，每日2次。香砂六君丸2盒，每次6g，一天2次。

同时继续基础治疗，继续规律降压，另外服用阿司匹林75mg，每天服用1次。及早进入卒中单元，进行康复锻炼。

复诊2009年12月29日：服用上方后，诸症好转，偶尔心慌，行动好转，胃口一般，大便4日一行，无其他不适，舌脉同前无变化。上方去片姜黄，大黄加倍，另加生地10g。具体方药如下：黄芪20g，当归10g，赤芍10g，川芎10g，地龙10g，丹参10g，桑枝10g，伸筋草10g，忍冬藤

10g，紫苏梗 10g，大黄 20g，生地 10g。六剂颗粒剂 温水冲服，每日两次。香砂六君丸 2 盒，每次 6g，每天服用 2 次。

三诊 2010 年 1 月 7 日：服上方诸症继续缓解，心慌消失，胃纳好转，大便 2 日一行，无其他不适。右侧肌力 1 级。舌脉同前。效不更方，继续服用上方以巩固治疗。逐渐恢复 3 月后可以下地行走。

甫寸感悟与思考

这是一例诊断明确的卒中后遗症，有高血压及高血脂的情况，患者平时没有注意病情的控制，以至于出现脑血栓和脑梗死的情况，针对这种情况，预防和教育是非常重要的。在吃药之前，就要让患者清楚地认识到怎样才是健康的生活行为，让患者对疾病有个清醒的认识，引起高度重视。本例患者从中医辨证来看，属于气滞血瘀无疑，这也是卒中的经典证型，用经典的补阳还五汤，益气活血，收到了不错的效果。同时，卒中患者的大便很重要，务必保证大便的通畅，促进新陈代谢，利于疾病的恢复。

第一,患者诊断非常明确,证型也很清楚,病史支持诊断。

第二,治疗选择经典的补阳还五汤,益气活血,舒筋活络。

第三,特别重要的是,患者的大便。务必保证卒中患者的大便通畅,以利于新陈代谢,可以促进患者的早日康复。

第四,循证临床思考,在 Cochrane 协作网,有卒中后的推荐证据,关于卒中预后的临床试验,就是小剂量长时间使用阿司匹林抗凝血,预防卒中的再发,并及早进入卒中单元的康复治疗,这是由大规模随机对照试验(RCT)支持的临床证据。

第五,循证的思维运用,体现在每一个诊疗过程中,架设循证临床的桥梁,需要我们用清晰冷静的目光,全盘考虑患者的病情,结合当前最科学合理的临床证据,做出当前最佳的临床决策。

第六,非洲因素,是发病的一个重要前提,相当于一个危险因素。形体肥胖,并且晚上吃得多,动得少,血脂高,长时间就形成了这个现象。而且,经过交流发现,患者经常吃当地的一个炸土豆鸡蛋的食物，更是雪上加霜，由于这是当地一道传统美食，很多人爱吃。非洲坦桑尼亚肥胖多，心脑血管高发的局面，不得不说是舌尖上的坦桑尼亚，吃出来惹的祸。在例行的和卫生部官员交流的过程中，我们也进行了建议，他摇摇头，腆腆肚子，这是坦桑尼亚的文化。

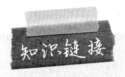

补阳还五汤

补阳还五汤	生黄芪	120g	地龙	3g	桃仁	3g
	当归尾	6g	川芎	3g		
	赤芍	5g	红花	3g		

补阳还五汤出自清朝名医王清任的《医林改错》，为治疗气虚血瘀型卒中后遗症而设，是益气活血的代表方。临床凡属气虚血瘀证均可应用。

1. **半身不遂** 名医章真如善于运用补阳还五汤

加味治疗多种疾病，如顽固性感冒，一侧多汗，半身不遂，气虚血瘀痹痛等。如章老曾用本方加味治疗脑血栓形成所致右半身不遂1例，服药3剂右手指能动，右脚稍能移动，服药10剂基本恢复正常。

2. **慢性头晕**　名老中医马云枝教授临床擅用补阳还五汤加减治疗慢性头晕，常以该方为基础灵活加减：头晕甚者，加天麻、钩藤、石决明；头痛者，分经加药，前额痛加白芷，双颞侧痛加柴胡、薄荷，巅顶痛加蔓荆子，项痛加葛根、路路通；饮食不佳或不思饮食者加砂仁、鸡内金、焦三仙；心悸，失眠，多梦者，加丹参、酸枣仁、生龙骨、生牡蛎、芡实、珍珠母、琥珀、朱砂；情志抑郁者，加柴胡、郁金、合欢皮；畏寒肢冷者，加桂枝、附子、肉桂；筋脉拘急者，加白芍、川木瓜；大便干结者，加枳实、大黄、柏子仁、火麻仁等。

3. **肺间质纤维化**　名医韩树人临床喜用补阳还五汤加益肾之品治疗肺间质纤维化，补气药可选黄芪、人参、党参、太子参等；活血化瘀多用当归、川芎、赤芍、丹参、地龙、桃仁、红花等；补肾纳气用熟地黄、山萸肉、紫石英、灵磁石等。并随症加减，灵活用药：出现肾阳虚者，合阳和汤（鹿角胶、熟地、麻黄、白芥子等）；阴虚见症者，合消瘰丸（贝母、牡蛎、玄参）；平时喘甚者，加西洋参、蛤蚧、三七、贝母；偏阳虚者，加红参、紫河车，各取适量，共同烘干，研末和匀，每次1.5~2g，每日2次，开水送服。

名医诊治卒中效验方

1. 国医大师张学文经验方——通窍活血利水汤

方药组成：丹参15g，桃仁10g，红花10g，益母草10g，茯苓15g，川牛膝10g，川芎10g，赤芍10g，麝香3g。

本方为张老治疗卒中病毒瘀交夹证自拟经验方，对于出血性卒中病急性期伴有脑水肿者，将麝香改为石菖蒲10~12g，加三七粉3~4g（冲服），水蛭6~9g。

2. 名老中医李可经验方——续命煮散

方药组成：麻黄、川芎、独活、防己、甘草、杏仁各90g，紫肉桂、生附子、茯苓、升麻、细辛、高丽参、防风各60g，生石膏150g，生白术120g。

用法：每次14g，绢包（细密之白布亦可），加水800mL，文火煮至400mL，分作4次饮，3小时1次，连饮7～10日。

本方为李老治疗卒中常用经验方，临证加减：口歪眼斜者，加清全蝎90g，大蜈蚣100条，僵蚕90g；失语者，每日加麝香0.3g，另冲服。

Traditional Chinese Medicine Treatment for Blood-strok

Surname: S**

Sex: Female

Birth of year: 1956 Nationality: Tanzania

Job: Family woman Dar es Salaam.

22nd December 2009 attended TCM clinic of Muhimbili National Hospital for the first time.

Chief complaint: The right hemiplegia attacks 7 months.

She complained that the blood-stroke comes 7 months before, immediately the hemiplegia comes also. She had hypertensive disease for 2 years. The highest was 170/110mmHg. It was not be controlled well. She told me that blood fat, cholesterol was higher than normal, but the numerus of the cholesterol was not exactly. After that stroke, she has received the drug treatment of the internal medicine and physical therapy. She was better, but effect not well. Now: Right hemiplegia, muscle strengthis 0 grade. The left side is normal. The result of CT is cerebral thrombosis.Her appetite, were normal. Just today she has little stomachache. She has constipation. She get the stools once per 5 days.

Laboratory examination: The result of CT is cerebral thrombosis.

Examination: Right hemiplegia, muscle strength is 0 grade. The left side is normal.

TCM examination: Tongue, the body of the tongue was normal. The red with white and yellow coating tongue.

Pulse: Chen (like deep).

Diagnosis: Blood-stroke- apoplexy involving both collateral and meridian.

Suggests: Check blood fat.

TCM diagnosis: stagnation of vital energy and blood stasis; meridian and vessels was not supported.

Therapy: Benefit vital energy and promote blood flow; Relax and activate the tendons.

Prescription: (1)Buyang-Huanwu Tang.

Name of herb in Chinese	Name of herb in English	Name of herb in Latin	Pronoun-ciation in TCM	Weight in gms
黄芪	Membranous Milkvetch Root/ Mongolian Milkcetch Root	*Astragalus membranaceus* (Fisch.) Bge. var. *mongholicus* (Bge.) Hsiao	Huangqi	20
当归	Chinese Angelica	*Angelica sinensis* (Oliv.) Diels	Danggui	10
赤芍	Red Paeony Root	*Paeonia lactiflora* Pall.	Chishao	10
川芎	Szechuan Lovage Rhizome	*Ligusticum chuanxiong* Hort.	Chuanxiong	10
地龙	Earthworm	*Pheretima aspergillum* (E. Perrier)	Dilong	10
丹参	Danshen Root	*Salvia miltiorrhiza* Bge.	Danshen	10
片姜黄	Turmeric	*Curcuma longa* L.	Jianghuang	10
桑枝	Mulberry Twig	*Morus alba* L.	Sangzhi	10
伸筋草	Common Clubmoss Herb	*Lycopodium japonicum* Thunb.	Shenjincao	10
忍冬藤	Japanese Honeysuckle Stem	*Lonicera japonica* Thunb.	Rendong-teng	10

Name of herb in Chinese	Name of herb in English	Name of herb in Latin	Pronoun-ciation in TCM	Weight in gms
紫苏梗	Perilla Stem	*Perilla frutescens* (L.) Britt.	Zisugeng	10
大黄	Rhubarb	*Rheum palmatum* L.	Dahuang	10

6 doses given. 1 dose per day taken orally twice a day.

(2) Xiangsha-Liujun Wan . 6 doses given. 6 gram per day taken orally twice a day.

Advice for the patient: Diet .Pay much attention to the food you take each time.

1. Take a king's breakfast, having as many different kinds of food as you can; rich man's lunch, having as much as you can; bagger's dinner; that is taking as little as you can. The right time to have breakfast: 8:00a.m.; right time to have lunch: before 1:00p.m.; right time to have dinner: 7:00p.m.;

2. Have the drug for hypertension regularly .

3. Have the aspirin 75mg once per day.

4. Have receiving the stroke unit treatment (therapy) for

rehabilitation exercise.

Second visit: 29th December 2009

After that medicine, the symptoms got less and the patient felt better. The tongue and pulse were changed. She got the stools once per 5 days.

Continue that treatment therapy for 6 days. Add the medicine for bowels open.

Third visit: 7th January 2010

After that medicine, the symptoms got less and the patient felt better. The tongue and pulse were same to before.

Continue that treatment therapy for 12 days.

肾脏下垂的中医药治疗和思考

亚历山大是个 26 岁的小伙子，就在我所在的医院读研究生，走进门诊的时候活蹦乱跳的样子，根本感觉不出有什么疾病，2009 年 12 月 3 日第一次坐在我面前，给我看了一下他的片子。

肾脏造影片子显示明显下垂 10cm。

我问他，有什么症状呢？亚历山大告诉我主要是左下腹胀痛 1 月余，亚历山大在 1 个月前由于左下腹疼痛，胀硬，在 Muhimbili 诊治，经过 B 超及临床诊察，入院治疗，诊断为左肾肿大，向下移位，"Huge"（没有具体尺寸），估计在 10cm 以上，并且血常规显示有感染，经过静脉点滴抗生素治疗，有所好转，但左肾移位仍然存在。

我说，亚历山大，你也是准医生，你还有啥推测和不舒服。

他说，就是左下腹疼痛明显，食欲缺乏，二便正常，饮食冷热无偏嗜，睡眠正常，夜间出汗，有时候口干舌燥。他考虑是肠炎，但是没有大便的异常，疼痛时放射到后背，乏力，疲劳。已停用他药多日，求诊中医药治疗。

躺在床上，我摸了一下，亚历山大的左腹部触之坚硬。坚硬如额头。我们一般用嘴唇、鼻子和额头三个器官表达不同的硬度，说明他的腹部还是比较坚硬，是不是下移的肾脏，这个还不好说。

亚历山大对中医特别感兴趣，专门主动要我看看舌脉。舌体瘦长，舌淡红苔白，有地图舌，脉位适中，脉细弦。

诊断为左肾下垂，左肾肿大。

根据身体状态，有脏器下垂，口干舌燥和夜间出汗，还有舌体瘦小，地图舌等，辨证为气阴两虚，中气下陷。治以滋阴补中益气。处方选用经典的补中益气汤和参麦饮，具体方药如下：黄芪20g，白术10g，陈皮10g，升麻10g，柴胡10g，当归10g，茯苓10g，党参10g，麦冬10g，五味子10g，枳壳10g。6剂，颗粒剂，温水冲服，每日2次。

复诊2009年12月10日：服用上方后，诸症明显好转，疼痛消失，下腹触之柔软，如鼻，纳食可，二便调。舌脉同前（地图舌较前减少）。效不更方，继服上方6天，巩固治疗。

三诊2009年12月17日：服上方诸症继续缓解，未出现疼痛，腹部触之柔软，建议复查B超。舌脉同前，效不更方，继续巩固治疗。

甫寸思考与感悟

这是一例诊断明确的患者，中医诊断也是非常明确，使用了经典的补中益气汤，收到了较好的效果。遗憾的是，患者的B超结果不是很明确，我只能感觉到患者的症状越来越轻，腹部触诊越来越软，恢复到正常的状态。

思考：

第一，患者诊断明确，立方处方也是经典的补中益气汤。

第二，是不是自愈性疾病，如果不用药会不会好，是不是恰好遇到了即将康复的时候？通过诊疗过程，我认为补中益气还是发挥了重要的作用。

第三，脏器下垂的原因尚不明确，中医认为是中气不足，气虚导致的，经典方剂补中益气汤就是为这个情况准备的。凡是脏器下垂的患者，可以考虑使用，但是仍然需要仔细的辨证和思考。让处方更适合面前的患者。

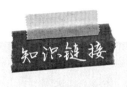

| 参麦饮 | 人参 | 15g | 麦冬 | 15g |

参麦饮见于金·张元素《医学启源·药类法象篇十七》，功能益气与养阴并重，主治久病不愈，正邪皆衰之证。

1. **心系疾病** 全国著名中医药专家毛德西临证善用心胃同治法治疗心系疾病，如他曾用参麦饮加减治疗气阴亏虚、心脉失养所致心悸1例，服药7剂后，患者心悸症状好转，血压基本恢复正常。

2. **亚健康状态** 全国名老中医段海辰喜用参麦饮合六味地黄汤加杜仲，川续断，淫羊藿，巴戟天等治疗亚健康状态，临床以面色无华，不耐劳累，肢体酸懒，耳鸣，精神昏愦，记忆力减退，或有腰膝酸软，肌肉酸痛等为用方要点。如曾治疗以疲乏无力月余为主诉的青中年女性患者 1 例，服药 7 剂症状好转，2 月痊愈。

名中医治脏器下垂效验方举隅

1. 名医李寿山诊治胃下垂经验方——升陷益胃汤

方药组成：黄芪 15～30g，党参 15～30g，升麻 10～15g，葛根 10～15g，白术 10～15g，生山药 15～20g，枳实 15～30g，甘草 6～10g。

用法：水煎早晚分服。

本方为李寿山教授自拟治疗胃下垂的经验方。临床以脘腹坠胀隐痛，嗳气不舒，肠鸣辘辘有声，纳呆食少，大便不调，倦怠消瘦，得卧则舒适，久立或劳累而加重等为用方要点。超过两旬而不效者，仔细观察舌脉，舌苔滑腻，舌质淡胖边有齿痕者，予升陷益胃汤加桂枝、茯苓；若见舌质暗赤有紫气，或舌下络脉淡紫粗长，脉弦或涩者，为有血瘀之象，可先服当归芍药散，或两方化裁应用。收效后可继服参苓白术散、人参健脾丸等健脾益气。

2. 名老中医葛书翰针灸治疗胃下垂经验——芒针透穴法

取穴：巨阙、透左、肓俞。

针具：选用 26～28 号 7～8 寸芒针。

手法：局部常规消毒后，自巨阙穴快速刺入皮下，针体沿皮下缓缓刺至左肓俞穴下方。

提针和留针：当针尖刺至左肓俞穴下方时，手持针柄与皮肤呈 30° 角慢慢上提，以医者手下有重力感，患者的脐周与胃部有上提感为好。提针过程中，医者若感到手下的重力感消失或有脱落感时，须将针体退出大半，然后再重复进针，刺到左肓俞下方时稍捻针再慢慢上提。每次提针 20min，然后留针 10min。

出针：30min 后，捻转针柄缓缓出针。

疗程：每日或隔日针刺 1 次，10 次为 1 个疗程。轻度胃下垂需治疗 2 个疗程，中度至重度胃下垂需治疗 3～4 个疗程。

Traditional Chinese Medicine Treatment for Nephroptosis

Surname: DA***

Sex: Male

Birth of year: 1982 Nationality: Tanzania

Job: Student, Dar es Salaam.

No: A 41**79

3rd December 2009 attended TCM clinic of Muhimbili National Hospital for the first time.

Chief complaint: There were gas pains on the left lower quadrant 1 month.

He complained that the left lower quadrant has gas pains 1 month ago. He went to the Muhimbili for treatment. The results of the ultrasound and examination showed us that left renomegaly (huge) was in the body and it was downward displacement. There were the inflammation in the body. After the antibiotics therapy, the patient feltl better, but the left kidney has located the wrong place still. Now: There were gas pains on the left lower quadrant. Him appetite was bad, urine and stool were normal. There were the radiating pain in the back. He has a debilitation.

Laboratory examination: It was normal.

Examination: The appearance of the abdomen was normal, but it was very hard if touch.

TCM examination: Tongue, The body of the tongue was lanky. The red with white coating tongue and geographic tongue.

Pulse: Xi-Xian (like micro and chord).

Diagnosis: Left nephroptosis and left renomegaly

TCM diagnosis: Deficiency of both vital energy and yin; collapse of middle-warmer energy.

Therapy: Expelling wind and provide for blood and damp elimination attenuate.

Prescription: Buzhong-Yiqi Tang and Shenmai Yin.

Name of herb in Chinese	Name of herb in English	Name of herb in Latin	Pronoun-ciation in TCM	Weight in (g)
黄芪	Membranous Milkvetch Root/ Mongolian Milkcetch Root	*Astragalus membranaceus* (Fisch.) Bge. var. *mongholicus* (Bge.) Hsiao	Huangqi	20
白术	Largehead Atractylodes Rhizome	*Atractylodes macrocephala* Koldz.	Baizhu	10
陈皮	Tangerine Peel	*Citrus reticulata* Blanco	Chenpi	10
升麻	Largetrifoliolious Bugbane Rhizome	*Cimicifuga heracleifolia* Kom.	Shengma	10
柴胡	Chinese Thorowax Root/Red Thorowax Root	*Bupleurum chinense* DC.	Chaihu	6
当归	Chinese Angelica	*Angelica sinensis* (Oliv.) Diels	Danggui	10
茯苓	Indian Buead	*Poria cocos* (Schw.) Wolf	Fuling	10
党参	Pilose Asiabell Root/Moderate Asiabell Root/ Szechwon Tangshen Root	Codonopsis pilosula (Franch.) Nannf.	Dangshen	10

Name of herb in Chinese	Name of herb in English	Name of herb in Latin	Pronoun- ciation in TCM	Weight in (g)
麦冬	Dwarf Lilyturf Tuber	*Ophiopogon japonicus* (L.f) Ker-Gawl.	Maidong	10
五味子	Chinese Magnoliavine Fruit	*Schisandra chinensis* (Turcz.) Baill.	Wuweizi	10
枳壳	Bitter Orange	*Citrus aurantium* L.	Zhiqiao	10

6 doses given. 1 dose per day taken orally twice a day.

Advice for the patient: Diet .Pay much attention to the food you take each time.

1. Take a king's breakfast, having as many different kinds of food as you can; rich man's lunch, having as much as you can; bagger's dinner; that is taking as little as you can. The right time to have breakfast: 8:00a.m.; right time to have lunch: before 1:00p.m.; right time to have dinner: 7:00p.m..

2. Don't drink the coffee and alcohol.

Second visit: 10th December 2009

After that medicine, the symptoms got less and the patient felt better. The pain got less. He felt softer than before if he touch the abdomen. The tongue and pulse were changed. The geographic tongue got less.

Continue that treatment therapy for 6 days.

Third visit: 17th December 2009

After that medicine, the symptoms got less and the patient felt better. The tongue and pulse were same to before.

Continue that treatment therapy for 10 days.

皮肤如此多敏
——中医药治疗过敏性皮炎

詹妮弗是本院的眼科医生，是上次急诊科主任介绍来的新患者。

1960年出生的她，眼睛依然很美丽，看不出来已经是50岁的中年妇女，有气质而充满智慧。也许是因为眼科医师需要更多的凝神静气。

2009年9月17日第一次来门诊，就诊主要问题是手指及脖颈处皮肤脱屑反复发作7年余。詹妮弗从7年前开始出现皮疹，皮肤脱屑，位于手指及脖颈处，皮肤皱褶处明显，曾经过本院的皮肤科治疗。外用和口服激素类药物，效果不明显，时好时差。皮肤的症状包括痒，脱屑，在切洋葱及土豆的时候加重，高领的衣服可刺激脖颈处的皮肤症状加重，有樟脑过敏症状，如果使用温度过低的水清洗，会加重痒的症状。纳食可，二便调，睡眠一般，偶有失眠，容易着急生气，平时喜温热。

医生的陈述非常具有专业性，我直接记录就好啦。而且可信度非常高。看了詹妮弗的皮肤，脖颈及手指白色脱屑，无肉芽组织。

看看舌脉，舌体瘦小，舌淡红，苔白厚，脉位中，脉沉滑尺弱。

詹妮弗说："按照中医来说，我是不是阴虚呀。"

"你还懂阴虚？"我很诧异地说。

詹妮弗说："别奇怪，之前我去中国的一家中医院学习过，就记得过敏性皮肤疾病可能是阴虚和血瘀。我有夜间出汗，口干，并且急躁，这就是肝肾阴虚吧。"

确实，詹妮弗说的没错，本身过敏的辨证大部分就是肝郁为主，中医的肝也是身体的免疫系统。免疫系统的过度反应类似于肝阳上亢，肝阴虚绝对是肝阳相对偏亢的原因，身体的免疫应答比较容易启动。

介于这个原因的解释，我给她的诊断是过敏性皮炎，辨证为风邪郁表，肝郁阴虚，湿滞血瘀。

治疗以养阴疏肝、活血祛风理气为主。处方选用过敏煎和四物消风散加减，具体方药如下：柴胡 6g，乌梅 10g，陈皮 10g，防风 10g，生地黄 10g，川芎 10g，当归 10g，赤芍 10g，苍术 10g，茯苓 10g，炙甘草 6g。6 剂颗粒剂，冲服，每天 1 剂，每日 2 次。当归苦参丸 2 盒，每次 1 支，一天 2 次；湿毒膏 3 盒，外用，每天 1 次。并嘱远离过敏源，加强运动。

经过 1 个月治疗皮肤过敏症状消失。

甫寸诊疗思考和感悟

和本院医生的交流，是重要的窗口。患者的典型表现就是过敏，辨证以阴虚肝郁脾虚湿困为主，尤其脉象显示沉滑，更是有内湿，反复 7 年，必然形成了血郁，通过健脾化湿，疏肝活血，就可以从身体的本源恢复气血的运行。非洲皮肤病的诊疗重在化湿和活血，这是天气和环境因素使然。

对于身体免疫力，一般中医认为属于肝，肝气条达则全身血液流畅，身体的免疫应答就会比较正常。如果肝气瘀滞，肝阴不足，就会导致身体肝阳上亢。出现过度的免疫应答，而这个反应可能表达为皮炎，也可能表达为哮喘等，或者表达为休克。就看身体薄弱在哪里了。

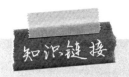

知识链接

过敏煎为名老中医祝谌予先生自创经验方，临证加减应用经验见前述（非洲儿童眼中的中国医生——小儿湿疹的中医药治疗）。

四物消风散出自《医钞类编》，临床应用见前述（十八年奇怪皮肤病的终结——毛发红糠疹的中医药治疗）。

过敏性皮炎名医效验方

1. 名老中医张之文经验方—消风散

方药组成：当归10g，生地黄10g，蝉蜕10g，防风10g，知母10g，苦参10g，荆芥10g，苍术10g，火麻仁10g，石膏15g，牛蒡子10g，甘草10g，木通6g。

本方为张老治疗过敏性皮炎等过敏性疾病的基础方。临床注重祛风，风寒者，用辛夷、防风、荆芥、紫苏叶、麻黄；风热者，常选蝉蜕、刺蒺藜等；兼夹肝肾阴虚，阳亢生风者，加天麻、钩藤、僵蚕、白蒺藜等。

2. 名老中医赵炳南经验方—新龙胆泻肝汤合三心方加减

方药组成：龙胆草10g，生栀子10g，生地黄10g，牡丹皮10g，生甘草10g，木通10g，车前子10g，泽泻10g，莲子心10g，连翘心5g，。

本方为赵老治疗过敏性皮炎，药疹等急性炎症皮肤病（热盛型）自拟经验方。临床应用时，热重时加大黄以釜底抽薪；连翘心可用竹叶代替。

Traditional Chinese Medicine Treatment for Allergic Dermatitis

Surname: ***

Sex: Female

Other name: Dr.MW***

Date of Birth: 1960

Sex: F

Job: Eye doctor in Muhimbili

Hospital Reg. Number: A1**

Chief complaint: The breakout and desquamation recurrent attacks 7 years.

She complained that the breakout and desquamation recurrent comes 7 years ago, There are breakout and desquamation recurrents on the skins of the all fingers and neck. It were worse on the skinfolds. Patient felt itching. It was bad if you touch the onion and potato or wear in the shirt with the high collar. It was worse in the morning and night. She was received Cortisone for the treatment. It was better for skin if she used the hormonal therapy. And it got worse itching if touch the cold water. She has the allergy with camphor. Her appetite, urine and stool were normal. She liked the warm food and water. She was easy to get angry on her live.

Physical examination: There were breakout and desquamation recurrents on the skins of the all fingers and neck

Laboratory examination: None

TCM examination: Tongue, the body of tongue was lanky. Red with white coating tongue.

Pulse: Huan and CHI Ruo (Slide and CHI-pulse being weak).

Diagnosis: Sensitization dermatitis.

TCM diagnosis: stagnation of liver-QI stagnation of blood.

Therapy: disperse the depressed liver-energy; promoting blood flow; eliminating wind; regulating vital energy.

Prescription: Guomin Jian and Siwu Xiaofeng San.

Name of herb in Chinese	Name of herb in English	Name of herb in Latin	Pronoun-ciation in TCM	Weight in gms
柴胡	Chinese Thorowax Root/Red Thorowax Root	*Bupleurum chinense* DC.	Chaihu	6
乌梅	Dark Plum fruit	*Prunus mume* (Sieb.) Sieb.et Zucc.	Wumei	10
陈皮	Tangerine Peel	*Citrus reticulata* Blanco	Chenpi	10
防风	Divaricate Saposhnikovia Root	*Saposhnikovia divaricata* (Turcz.) Schischk.	Fangfeng	10
生地黄	Rehmannia Root	*Rehmannia glutinosa* Libosch.	Shengdi-huang	10
川芎	Szechuan Lovage Rhizome	*Ligusticum chuanxiong* Hort.	Chuanxiong	10
当归	Chinese Angelica	*Angelica sinensis* (Oliv.) Diels	Danggui	10
赤芍	Red Paeony Root	*Paeonia lactiflora* Pall.	Chishao	10
苍术	Swordlike Atractylodes Rhizome/Chinese Atractylodes Rhizome	*Atractylodes lancea* (Thunb.) DC.	Cangzhu	10

Name of herb in Chinese	Name of herb in English	Name of herb in Latin	Pronoun- ciation in TCM	Weight in gms
茯苓	Indian Buead	*Poria cocos* (Schw.) Wolf	Fuling	
炙甘草	Liquoric Root	*Glycyrrhiza uralensis* Fisch.	Zhigancao	6

1 dose per day taken orally twice a day.

Advice for the patient: Diet. Pay much attention to the food you take each time.

1. Take a king's breakfast, having as many different kinds of food as you can; rich man's lunch, having as much as you can; bagger's dinner; that is taking as little as you can. The right time to have breakfast: 8:00a.m.; right time to have lunch: before 1:00p.m.; right time to have dinner: 7:00p.m..

2. It is better for you to take a light exercises.

3. Go away from the things that can get the allergy.

问君能有几多愁
——中医药治疗失眠的异乡人

凯文是加拿大人，今年整整 50 岁，他是中坦传统医学中心的常客，后来我才了解到，他近 10 年来，辗转于世界各地，加拿大，印度，坦桑尼亚，奔波劳累，逐渐不易入睡，时常彻夜难眠，曾在加拿大当地华人诊所接受中药及针灸治疗，时好时坏。来坦桑尼亚之后，多次接受中国医疗队及中医组的针灸中药治疗，失眠时好时坏，反复发作，后伴有便秘，时常 1 个周大便 3 次。他是素食主义者，心中思虑较多，记忆力逐渐减退。曾多次诊治，医生认为是胃肠动力不足。

他最主要的问题就是入睡困难 10 余年。来找我看的时候主要症状包括失眠，便秘，记忆力减退，腰痛。凯文胃口还比较好。

2009年4月3日初诊，我给他看了舌脉。舌体大小正常，舌红舌尖尤甚，苔白，脉弦细。

舌尖红是上焦有热，而腰冷痛是下焦有寒。明显是上下交通不力，导致的寒热错杂，上热下寒。同时肝郁的症状也很明显，我还是第一次见到男性老外喋喋不休地在说话。

诊断为不寐，便秘。中医证候诊断为心火亢，肾阴虚——心肾不交，肝郁脾虚。

治则以交通心肾、滋肾健脾疏肝、清心安神为主。选用交泰丸合滋水清肝饮加减。方药组成：黄连6g，肉桂10g，熟地黄24g，山药12g，山萸肉12g，牡丹皮9g，泽泻9g，茯苓9g，柴胡12g，生白术15g，夜交藤12g，甘草10g。7剂，颗粒剂，冲服。

耳穴贴压：神门，心，肾，脾，枕，皮质下，三焦。

医嘱：规律饮食，平静心情，减少思虑。白天增加运动，下午及晚上不饮用咖啡。按照门诊所示的方法按摩腹部，隔日1次。

复诊2009年4月10日：经过1个周的治疗，凯文的失眠明显好转，而且便秘消失，可以保证每日1次大便，不干不稀。舌脉与前比较，舌尖红已经消失，所有症状都消失了。上方去泽泻、茯苓，加珍珠母 15g，酸枣仁 20g。

继续服用调理 2 个周而痊愈停药。

甫寸诊疗思考：

对于失眠的治疗，重在调心，一个是有形之心，一个是无形之心。面对纠结的朋友，心理按摩是第一位的。在这个基础上，还要分清楚是肝郁，还是胃热，或者是心肾不交，寒热错杂。

话说，胃不和则卧不安。对于继发的失眠，便秘也是一个原因。便秘容易导致内热形成。《内经》云："阳入于阴则寐。"就是阳气进入身体之阴气就会阴阳交合而入睡。如果身体有内热，那么阳气就很难进去，浮游于外，则无法入眠。有内热，还让中医的心肾循环无法实现，就是心肾不交，水火不济。所以，调理脾胃，让一气周流，阴阳和谐就好。

患者来自加拿大的牧师，每天接受来自各方的祈祷和心理垃圾，我想，这也是最重要的原因之一，所以调节双心，就会收到很好的疗效。

笔者曾经做过耳针治疗协会的会长及技术指导，长期使用非药物疗法治疗失眠和便秘，都可以通过耳穴贴压以及按摩的方式治疗。关键一点，让气机向下走，引导身体的气流。

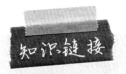

甫寸之腹部按摩操治疗便秘

要想不便秘，或是稍微有点便秘就能马上调理好，生活方式的改变是至关重要的。因为饮食不节，生活不规律，缺乏运动，会导致津液不布，胃肠道缺乏动力，这恰恰是便秘最主要的原因。

推荐早晨起来先饮用一杯凉开水（蜂蜜水更佳），喝完后立即去如厕，即使没有便意，也应该在厕所坐 5min，逐渐养成定时排便的习惯。

再说运动。强烈推荐有氧运动，有时运动治疗便秘的效果是您意想不到的。每周运动 3 次为宜，每次 1 小时。除以有氧运动为主外，还可以增加仰卧起坐等腹部局部锻炼。运动的强度以出汗 30min 以上为宜。

最后说说生活习惯。每晚用热水烫脚10min以上，中医认为泡脚可以引热下行，当足底舒适的时候，有助于脾胃的运动，间接有助于大便的排出。泡完脚后，最好自己按摩足底15min，足底有助于安神健脾的穴位，可以增强胃肠动力，而且，足底分布有肠道的反应点，刺激这些反应点，有助于肠道的运动。

我经常和我的亲戚朋友说："便秘了别着急吃去火药，先试试揉肚子。"很多人试过之后，跟我反映效果很好，很舒服，也没有吃药带来的副作用。我在这里就教大家这套简单有效的"甫寸之健脾顺气腹部按摩操"。

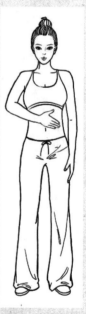

1. 胃部按摩（左上腹）

按摩方法：在左侧乳头直下，与肋骨的交点，以右手的食指与肋骨相贴，手部皮肤不离开腹部皮肤，局部吸定，揉5min。

胃部按摩（左上腹）

按摩器官：胃。

2. 十二指肠按摩（肚脐）

按摩方法：在人体正中线，掌心贴肚脐，手部皮肤不离开腹部皮肤，局部吸定，揉（也可震）5min。

按摩器官：十二指肠和小肠。

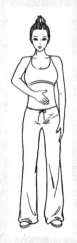

十二指肠按摩
（肚脐）

3. 大肠与小肠交汇处按摩（右下腹）

按摩方法：右手小指紧贴髂前上棘（人体平躺时，腹部与腿部相连最明显的高骨），手部皮肤不离开腹部皮肤，局部吸定，揉（也可震）5min。

按摩器官：阑尾，大肠和小肠之间。

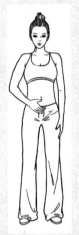

大肠与小肠交汇处
按摩（右下腹）

4. 从结肠到直肠按摩（右侧腹，上腹和左侧腹）

按摩方法：从右髂前上棘到右肋缘下，横向到左肋缘下，再滑向左髂前上棘，滑到右髂前上棘，用一定的力量，按顺序擦揉上述部位的皮肤，使力量浸透到内脏，周而复始，共计 5min。

按摩器官：升结肠，横结肠，降结肠和直肠。

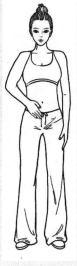

1

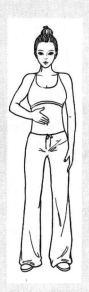

2

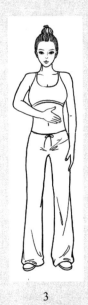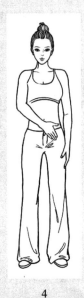

3   4

从结肠到直肠按摩（右侧腹，上腹和左侧腹）

这套"甫寸之健脾顺气腹部按摩操"做下来一共 20min，时间不长，操作也很简单。为什么效果却很好？前面说了，导致便秘的一大原因是胃肠道动力不足，而胃肠道动力不足的原因往往是脾虚。这套保健操按照消化道的解剖顺序进行按摩，按摩产生的温热，会渗透到肌肉和脏器中，起到温煦刺激的作用，利于健脾理气，从而增强胃肠动力，促进胃肠蠕动，使机体恢复自身节律。认真做好这套按摩操，对于便秘，腹胀等身心疾病，都具有良好的效果。

（摘自笔者小说体科普力作《胃靠养肠靠清》）

中医名方——交泰丸

交泰丸主治心火上亢，火不归源的心肾不交型失眠，心悸不安，难以入睡等。本方出自《韩氏医通》，由黄连10g，肉桂5g组成。

名老中医宋一亭教授临床喜用交泰丸治疗心肾不交或寒热错杂的病证，如抑郁症，更年期综合征，心律失常、复发性口腔溃疡，痤疮等，并根据病情不同改变黄连和肉桂的比例。如治疗糖尿病，黄连、肉桂的比例多为4:1；治疗失眠，黄连、肉桂的比例多为3:1；温脾阳时，黄连、肉桂比例多为2:1。

中医名方——滋水清肝饮

滋水清肝饮出自《医宗己任篇》，由熟地黄、山药、柴胡、白芍、当归、山萸肉、牡丹皮、茯苓、酸枣仁、泽泻、栀子组成。具有滋肾养阴、清肝泻火功效，用治肾阴不足，肝郁化火证。

名医王晞星擅长用滋水清肝饮治疗各种疑难杂症，如肿瘤，腰痛，斑秃，植物神经功能紊乱等。原方用熟地黄，王老师虑其滋腻碍脾，主张易为生地黄以滋阴降火。

名中医张发荣临床喜用滋水清肝饮治疗肝肾阴虚型糖尿病周围神经病变。基础方：当归15g，白芍20g，柴胡12g，茯苓30g，白术15g，生甘草、生姜、薄荷各10g，山药30g，山茱萸、牡丹皮、茯苓、泽泻各15g，炒麦芽30g，郁金10g。临证以手足心发热，感觉异常，全身低热，夜晚热甚，头晕目眩，失眠健忘，胁肋疼痛，口渴多饮，腰膝酸软，舌淡红苔薄而少，脉细或数为用方要点。

中医名家失眠诊治经验

1. 名医李敬林教授经验方——温胆汤

方药组成：竹茹、半夏、枳实各10g，橘皮15g，炙甘草5g，茯苓10g，大枣10g，生姜6g。

李老治疗失眠多以温胆汤为基础方。临证加减多有特点。

其一为"因人制宜"。于男患处方中加入"黄鹤丹"（香附、黄连），于女患处方中加入"青囊丸"（香附、乌药）。二者用于男女处方中能治百病。

其二是"因证制宜"。如失眠有热者，加龙胆草；无热者，加郁金；伴便秘者，加郁李仁、当归、肉苁蓉、杏仁；伴小便不利者，加川贝、蒲公英、白茅根；伴郁证轻者，加柴胡、郁金、合欢花、五味子，重者加珍珠母、生赭石；伴胁痛者加瓜蒌、柏子仁、片姜黄、柴胡；伴头痛者，加牛蒡子、桑叶、菊花；伴眩晕者，加泽泻、白术、菊花、桑叶、薄荷；伴恶心呕吐，脉虚者，加藿香，脉实者加生赭石；伴癫痫者，加天竺黄、白芍、茵陈、赭石、磁石、桑椹、莲子；伴心悸者，加生龙骨、生牡蛎、生赭石、珍珠母；伴汗多者，加生牡蛎、黄芪；伴痹证者，加威灵仙、海桐皮、牛膝、没药。

2. 名中医陈福来经验方—黄连温胆汤

方药组成：半夏10g，陈皮10g，茯苓10g，枳实10g，黄连3g，竹茹10g，夜交藤30g，合欢皮10g，酸枣仁30g，甘草3g。

本方为陈教授治疗失眠经验方。临证多加减使用：脘腹胀痛，嗳腐吞酸者，加神曲、焦山楂、莱菔子等；急躁易怒，头胀痛者，加龙胆草、生栀子、黄芩等；胸闷，喜太息者，加柴胡、香附、郁金等；气阴不足者，加黄芪、太子参、五味子等；失眠较重者，加用生龙骨、生牡蛎、琥珀粉等；长期顽固性失眠者，加用桃仁、红花、丹参等。

Traditional Chinese Medicine Treatment for Insomnia

Surname: K***

28th March 2009 attended TCM for the first time; 46 years old male.

Chief complaint: Difficulty falling asleep for ten years.

He complained that constant stress and strain of moving destroyed nervous system and affected digestion, and other systems in the body. First visible sign of derangement was dilated pupils at the age of 12. Dilated pupils are a measuring stick of health status. Sympathetic and parasympathetic nervous system were never realigned. Body is locked into the stress response – as if it is confronting stressful situations on a daily basis. Difficulty falling asleep on and off for ten years.

Since the age of 12m the mind could NOT adjust to the changes that the body and the emotional states that were being experienced and the whole body chemistry was upset, sensitive to cold.

And he had a constipation, he took the stone three times a week, it was hard and soft. He thought his remembrance was bad.

Physical examination: There was nothing.

TCM examination: Tongue, red with white coating tongue.

Pulse: XianXi (like chord and leptonema).

Laboratory examination: None;

Diagnosis: Wakefulness and Constipation

TCM diagnosis: Xinhuo point up and deficiency of kidney-YIN, so it was imbalance between heart-yang and kidney-yin, stagnation of liver-QI with deficiency of the spleen

Therapy: restore normal coordination between heart and kidney; invigorate the spleen and disperse the stagnated liver-energy; remove cardioplegia for tranquilization.

Prescription: (1)JiaoTai Wan and ZishuiQinggan Yin.

Name of herb in Chinese	Name of herb in English	Name of herb in Latin	Pronoun-ciation in TCM	Weight in gms
黄连	Golden Thread	Coplis chinensis Franch.	Huanglian	6

续表

Name of herb in Chinese	Name of herb in English	Name of herb in Latin	Pronoun-ciation in TCM	Weight in gms
肉桂	Obtuseleaf Cinnamon Bark	CiNNamomum cassia Presl	Rougui	10
熟地黄	Rehmannia Root	Rehmannia glutinosa Libosch.	Shudihuang	24
山药	Common Yam Rhizome/Wingde Yan Rhizome	Rhizoma Diosscoreae	Shanyao	12
山萸肉	Common Macrocarpium Fruit	Cornus officinalis Sieb.et Zucc.	Shanzhuyu	12
牡丹皮	Tree Peony Bark	Paeonia suffruticosa Andr.	Mudanpi	9
泽泻	Oriental Waterplantain Rhizome	Alisma orientalis (Sam.) Juzep.	Zexie	9
茯苓	Indian Buead	Poria cocos (Schw.) Wolf	Fuling	9
柴胡	Chinese Thorowax Root/ Red Thorowax Root	Bupleurum chinense DC.	Chaihu	12
白术	Largehead Atractylodes Rhizome	Atractylodes macrocephala Koldz.	Baizhu	15

Name of herb in Chinese	Name of herb in English	Name of herb in Latin	Pronoun-ciation in TCM	Weight in gms
夜交藤	Tuber Fleeceflower Stem	Polggonum multiflorum Thunb.	Yejiaoteng	12
甘草	Liquoric Root	Glycyrrhiz uralensis Fisch.	Gancao	10

7 doses given. 1 dose per day taken orally twice a day.

(2) Ear acupoint: Shenmen(Spiritual Gate) point of ear, heart point of ear; kidney point of ear; spleen point of ear; pulvinar point of ear; subcortex point of ear; triple warmer point of ear.

Advice for the patient: Diet.Pay much attention to the food you take each time.

1. Take a king's breakfast, having as many different kinds of food as you can; rich man's lunch, having as much as you can; bagger's dinner; that is taking as little as you can. The right time to have breakfast: 8:00a.m.; right time to have lunch: before 1:00p.m.; right time to have dinner: 7:00p.m.;

2. Keep peace and quiet in the heart. Don't thinking too much.

3. More sports at day. Have at least 3 sports every week, lasting

over 40 minutes.

4. Don't drink the coffee and tea at afternoon or night.

5. Massage the abdomen along the alimentary system that I did show you at TCM clinic every other day.

10th April 2009. The second visit.

After taking the above medicine, he started feeling better than before. He could sleep and take the stone once a day.

Tongue: still had coated tongue and pulse was the same as last time.

Prescription: continue the last medicine.

咳嗽疼痛为哪般

——诊治坦桑肺炎胸痛患者一例

甫寸诊疗过程

艾瑞克是个帅帅的黑人小伙子，尽管面色是黑的，但是进门时候咳嗽的满脸通红还是能够看出来。他是 2009 年 3 月 24 日来门诊的。主要问题是咳嗽伴有右侧胸痛发热 1 月余。艾瑞克主要症状是右侧胸部灼痛，断断续续发热 1 月余，时有咳嗽，干咳无痰，1 月前经过 X-ray 检查及痰液检查，未发现结核，经过西药抗炎治疗，没有明显效果，无其他症状，纳眠可，大便偏硬，平素喜冷饮。心肺听诊未发现异常。

已经治疗 1 个月了，我建议他复查 X-ray，血常规，血沉以及心电图。

看一下舌脉，舌体瘦小，舌红苔白厚，中间尤甚；脉细弦，左脉独弱。

诊断为咳嗽。咳嗽的诊治大部分是三个阶段"肺不伤不咳，脾不伤不久咳，肾不伤火不炽咳不甚"，就是咳嗽缠绵的时间。一般急性咳嗽感冒肺炎，如果经过宣肺化痰清热解毒，驱邪外出，病邪就不会伤到脾肾。

如果没有治疗彻底，或者清热解毒太过了，就会伤及脾肾以及肺阴。本例患者应该是清热解毒太发了，导致的脾肾不足，肺阴亏虚（阴血不足，不荣则痛）。而这个疼痛不是因为肺气郁闭，而是不能濡养了。

治以宣肺滋阴止咳，选用养阴清肺汤加减。方药组成：炙麻黄 3g，杏仁 10g，枇杷叶 10g，阿胶 10g，麦冬 10g，紫菀 10g，百部 10g，前胡 10g，黄芩 10g，甘草 3g。5 剂，颗粒剂。每日 2 次，早晚服用各一次。并嘱避风寒，禁烟禁酒。规律饮食。

复诊 2009 年 3 月 27 日： 经服上方诸症好转，仍有胸痛，偶有干咳，大便发硬，心肺听诊无异常，血常规及血沉均在正常范围内，X-ray 示间质性肺炎。舌脉同前。效不更方，加枳壳 10g，继续服用 6 剂。

三诊 2009 年 4 月 3 日： 艾瑞克自诉服用上方，胸痛消失，咳嗽继续减轻，大便正常，舌脉同前。继服上方 6 天。

四诊 2009 年 4 月 9 日与 4 月 15 日：两次，艾瑞克均坚持准时前来复诊，自诉胸痛未再发作，偶有干咳少痰，继续服用上方调理复查 X-ray。

五诊 2009 年 4 月 28 日：艾瑞克经 X-ray 检查显示炎症部分吸收。诸症平复，嘱其再服 5 剂可停药。

甫寸思考和体会

一例间质性肺炎的诊治，经过中医药治疗，达到胸痛消失的效果。肺炎胸痛，往往考虑就是感染，大部分要清热解毒化痰，而根据病情分析，已经经过了大量抗生素治疗，在中医看来，已经经过了清热解毒化痰，那么，应该就是一个热病伤阴。在呼吸系统疾病中，胸痛也许是肺气郁闭，这是大部分的原因，但本例的分析来看，不一定是不通而痛，不能觉得有炎症就一味地清热解毒。根据患者干咳无痰，而且大便干燥等，明显有阴伤的症状。痰热郁闭的咳嗽经过了抗炎治疗，西药的抗炎药作为"清热解毒"往往会引起阴虚的症状，考虑阴血不足，不能养阴，不荣则痛。从脉象也可以考虑，本患者的肺脉（右寸）一直都很弱小，明显弱于其他的五部脉。舌体也瘦小。综合舌脉，病程及症状考虑，不荣则痛应该是主要病机。

坦桑尼亚对于抗生素的依赖更胜于国内，因为，他们没有中医的手段，或者很少有这个手段。非洲朋友没有中医的理念，更多的明白西医的抗菌消炎，但是，经过了抗菌消炎，症状还没好，怎么办呢，需要有一个整体和不同的思路。

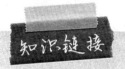

知识链接

中医名方——养阴清肺汤

养阴清肺汤为治燥剂，具有养阴清肺，解毒利咽之功效。主治白喉之阴虚燥热证。出自清·郑梅涧《重楼玉钥》。《重楼玉钥》卷上云："缘此症发于肺肾，凡本质不足者，或遇燥气流行，或多食辛热之物，感触而发。……经治之法，不外肺肾，总要养阴清肺，兼辛凉而散为主。"

养阴清肺汤方药组成：生地15g，麦冬10g，甘草6g，元参15g，贝母（去心）5g，牡丹皮6g，薄荷6g，炒白芍15g。水煎服1日2次。

中医名家——间质性肺炎诊治经验

名老中医于作盈教授经验方——清气化毒饮

方药组成：黄芩 10g，黄连 10g，连翘 20g，前胡 15g，桔梗 20g，瓜蒌皮 20g，桑白皮 20g，麦冬 20g，玄参 15g，甘草 10g，杏仁 10g。

于作盈教授运用古方，结合临床实践，治疗间质性肺炎收效颇丰。本方为于老先生治疗间质性肺炎（急性期）经验方，临床以咳嗽，喘急，痰少黏稠，胸闷诸症为用方要点。

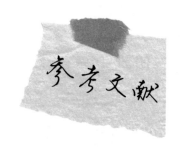
参考文献

1. 唐群辉.易希园名老中医应用补中益气汤诊疗经验[J].湖南中医药导报.2003,9(8).

2. 赖良蒲.简介补中益气汤治疗36例子宫脱垂的疗效[J].江西中医药，1959,(12).

3. 张会莲.周绍华教授应用补中益气汤治疗神经科疾病的经验[J].中外健康文摘，2009,6(12).

4. 孙春霞，颜乾麟.运用逍遥散治疗心脑血管疾病的经验[J].中华中医药杂志，2006,(7).

5. 冯建春，马志才.刘渡舟教授运用丹栀逍遥散验案[J].实用中医内科杂志，1989,(3).

6. 张海啸，李靖，周国民.吕仁和教授运用四逆散治疗内科杂病经验[J].世界中医药，2014,(12).

7. 张保伟.刘渡舟教授对小柴胡汤的理解与应用探微

[J]. 北京中医药大学学报，2002,(4).

8. 徐佳妮，董湘玉. 董湘玉运用柴胡疏肝散治疗脾胃疾病的经验 [J]. 内蒙古中医药，2014,(11).

9. 赵玉清，陈延斌，陈培媛. 陈益昀治疗乳腺增生症经验 [J]. 光明中医，2006,(3).

10. 黄金城. 唐福安对外证内治的临床经验 [J]. 中医教育，1994,(3).

11. 李振华，时学英. 自拟内服外敷方治疗乳腺增生病的临床观察 [A]. 中国中医药特色疗法及临床经验集粹，1999.

12. 张志峰. 陈国权运用《金匮要略》肾气丸治验举隅 [J]. 时珍国医国药，2014,(1).

13. 戴克敏. 姜春华运用大黄的经验 [J]. 山西中医，1997,(5).

14. 焦树德. 强直性脊柱炎的治疗经验 [J]. 河北中医，2004,(10).

15. 卢群文，王敏玉，李庆兵，万义文，石达炜，刘中兴，罗建，罗才贵，．罗才贵教授取八髎穴治疗腰痛病经验[J]．中国针灸，2014,(12).

16. 许一鹤，崔瑾，路绍祖．全国名老中医路绍祖针刺治疗腰痛经验浅析 [J]．现代养生，2016,(12).

17. 李绍军．刘柏龄教授治疗第三腰椎横突综合征经验[J]．长春中医药大学学报，2009,(5).

18. 张志刚，张冰，金洪元．金洪元教授运用一贯煎加减治疗肝硬化经验 [J]．新疆中医药，2007,(1).

19. 夏晶，巴元明，李天娥，．邵朝弟临床运用一贯煎经验 [J]．辽宁中医杂志，2014,(9).

20. 高立珍，孟彪，．赵和平运用一贯煎经验 [J].上海中医药杂志，2014,(10).

21. 焦树德．用药心得十讲 [M].2 版．北京：人民卫生出版社，1991:134.

22. 马维庆．程尚述从风论治咳嗽变异性哮喘经验 [J]．河北中医，2009,31(02):168-169.

23. 华金双，马罡，邵素菊等．邵经明治疗哮喘经验浅

析 [J]. 辽宁中医杂志，2016，43（4）：712-713.

24. 何夏秀，杨瑾，冯兴华．冯兴华运用四妙勇安汤治疗风湿病验案 4 则 [J]. 中医杂志，2012,(9).

25. 吴超杰．汤坤标运用加味四妙勇安汤治疗髂股静脉血栓形成的经验 [J]. 黑龙江中医药，1997,(3).

26. 王焕娟，刘俊超，胡喜莲．房定亚治疗痛风经验 [J]. 中外健康文摘，2013,(29):370-371.

27. 石瑞舫．路志正治疗痛风痹经验 [J]. 河北中医，2011,(7).

28. 朱明敏．孙维峰教授治疗痛风关节炎急性发作经验拾萃 [J]. 中国中医急症，2014,(11).

29. 徐慧．杨秉秀运用"调周法"治疗月经病临床经验 [J]. 中国中医基础医学杂志，2014,(12).

30. 尤虎．夏桂成教授"调周法"治疗月经病的处方用药经验 [J]. 中医药导报，2015,(22).

31. 贝润浦．著名老中医姜春华运用活血化瘀法配伍的经验 [J]. 上海中医药杂志，1984,(5).

32. 颜新 . 颜德馨治疗乙型肝炎的经验 [J]. 黑龙江中医药，1985,(2).

33. 戴天木 . 杨百茀运用二陈汤的临床经验 [J]. 中国医药学报，1995,(1).

34. 李华，王霞芳 . 王霞芳运用二陈汤类方诊治儿科疾病经验 [J]. 上海中医药杂志，2011,(7).

35. 徐彦飞，刘津，李振华 . 李振华教授治疗单纯性肥胖病经验 [J]. 中华中医药杂志，2011,(7).

36. 楼美红，王超，陈利芳，高宏 . 方剑乔教授针药并用治疗中青年腹型肥胖的临床经验撷要 [J]. 浙江中医药大学学报，2014,(6).

37. 梁光宇，杨明会 . 赵冠英教授治疗泌尿系结石经验 [J]. 中国中医急症，2006,(11).

38. 刘毅 . 邢锡波治疗水肿的经验和体会 [J]. 江西中医药，1987,(5).

39. 王辉，孙桂芝 . 孙桂芝教授治疗肾癌经验 [J]. 吉林中医药，2011,(11).

40. 邹晓玲，刘朝圣，李点. 熊继柏教授辨治淋证经验 [J]. 中华中医药杂志，2015,(4).

41. 倪凯. 沈家骥主任治疗淋证的经验 [J]. 云南中医中药杂志，2007,(12).

42. 贾美华. 蒲辅周调治月经病经验探析 [J]. 辽宁中医杂志，1991,(1).

43. 娄丽霞，卫爱武. 门成福教授应用四物汤加减治疗月经病经验 [J]. 河南中医，2010,(3).

44. 刘春芳，侯丕华，梁贻俊. 梁贻俊教授运用四物汤加减治疗神经系统顽疾经验 [J]. 新中医，2013,(3).

45. 仓田，王萍，王宝玺. 陈彤云治疗神经性皮炎经验 [J]. 中医杂志，2013,(5).

46. 姚斌彬，阿蓉，于天源. 于天源教授治疗神经根型颈椎病的临床经验 [J]. 中华中医药杂志，2012,(4).

47. 张北华，唐旭东，李保双. 唐旭东辨证应用香苏饮加减治疗胃病经验 [J]. 辽宁中医杂志，2012,(4).

48. 林高荣. 董建华教授治疗胃脘痛经验方及其临床验

证 [J]. 国医论坛，1999,(2).

49. 孙丽霞，王丽华，单兆伟. 单兆伟教授运用枳术丸经验介绍 [J]. 新中医，2014,(12).

50. 郑璐玉，杨玲玲，王琦. 王琦教授应用枳术丸治疗功能型便秘的经验探讨 [J]. 中医药通报，2012,(4).

51. 田苗，张晓国. 周信有教授治疗消化性溃疡的临证经验 [J]. 光明中医，2014,(1).

52. 陈乐群，周来兴，陈仰东，潘才丕，王荣坡，张志伟. 周来兴主任运用胃 1 方治疗消化性溃疡的经验 [J]. 医药前沿，2012,02(15).

53. 王法昌，刘盛花. 狐惑病四则 [J]. 山东中医杂志，1988,(4).

54. 马绍尧. 红皮病的辨证施治 [J]. 辽宁中医杂志，1982,(1).

55. 张小薇，贾力. 袁兆庄治疗赤炎疮（红皮病）的经验 [J]. 北京中医，2005,(3).

56. 郑翔，韩乐兵，章真如. 章真如运用补阳还五汤经

验 [J]. 中国医药学报，1993,(3).

57. 任应国，马云枝. 马云枝运用补阳还五汤治疗慢性头晕经验 [J]. 山西中医，2010,(1).

58. 魏瑜. 韩树人运用补阳还五汤治疗肺间质纤维化的临床经验 [J]. 南京中医药大学学报，2014,(5).

59. 李岩，孙景波，华荣. 国医大师张学文教授毒瘀交夹论治中风病学术思想浅析 [J]. 中华中医药杂志，2016,(3).

60. 王耀顷，曹健. 李可治疗中风经验 [J]. 湖北中医杂志，2015,(1).

61. 禄保平，袁晓举，马敏. 毛德西教授心胃同治心系疾病验案举隅 [J]. 国医论坛，2014,(5).

62. 张秀梅，段海辰. 段海辰教授调补心肾法治疗慢性疲劳综合征 [J]. 中国民间疗法，2015,(8).

63. 迟伟，王涛，黄友娟. 李寿山治疗胃下垂（胃缓）经验 [J]. 光明中医，2013,28(04).

64. 包永欣，葛继魁，李俊. 葛书翰主任医师针灸治疗胃下垂经验 [A]. 第二十二届全国中西医结合消化系统疾病学术会议论文集，2010.

65. 舒发明，黄英，罗雪梅，冯全生，李白雪. 张之文教授疏风法治疗过敏性疾病的经验 [J]. 成都中医药大学学报，2016,(1).

66. 徐江雁，韦大文. 赵炳南先生治疗皮肤病的学术特点 [J]. 中华中医药杂志，2008,(6).

67. 吕明强，王文娟. 沈舒文运用交泰丸治疗顽固性失眠经验 [J]. 河北中医，2010,(9).

68. 吉俊嵘. 宋一亭应用交泰丸临证医案录 [J]. 内蒙古中医药，2015,(10).

69. 姚洁琼，李宜放. 王晞星教授巧用滋水清肝饮验案举隅 [J]. 中医临床研究，2014,(28).

70. 王明选，钟家芳，董萍. 张发荣教授辨治糖尿病周围神经病变经验 [J]. 中医药通报，2007,6(06).

71. 杨鑫. 李敬林教授治疗失眠经验总结 [D]. 辽宁中医药大学：辽宁中医药大学，2015.

72. 林朝亮，陈宏宽，陈福来. 陈福来从痰热论治失眠

经验 [J]. 中医药临床杂志，2014,(12).

73. 易岚. 邹燕勤补肾固摄法治疗压力性尿失禁的经验 [J]. 江苏中医药，2015,(6).

74. 王桂玲，赵因，谢新才. 国医大师贺普仁治疗小儿疾病临床经验 [J]. 山东中医杂志，2016,(9).

75. 孙学锐，王晶余. 刘弼臣教授治疗小儿遗尿经验 [J]. 中国自然医学杂志，2004,(3).

76. 黄牲. 黄明志教授治疗小儿遗尿经验 [J]. 中国中西医结合儿科学，2009,(2).

77. 钱锋. 于作盈教授治疗间质性肺炎（发作期）经验体会 [J]. 中医临床研究，2014,(33).